还你健康睡眠

主　审◎付国兵
主　编◎刘　杨　薛家鹏
副主编◎王学谦　仲伟伟　李　拓

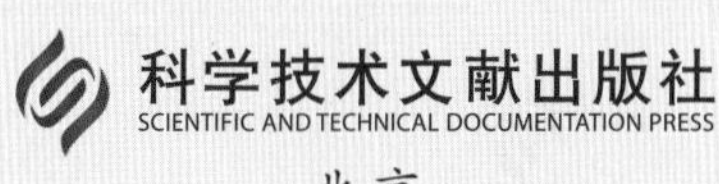
科学技术文献出版社
SCIENTIFIC AND TECHNICAL DOCUMENTATION PRESS
·北京·

图书在版编目（CIP）数据

还你健康睡眠 / 刘杨，薛家鹏主编. -- 北京：科学技术文献出版社，2024. 11. -- ISBN 978-7-5235-1961-5

Ⅰ. R163-49

中国国家版本馆 CIP 数据核字第 2024PS2309 号

还你健康睡眠

策划编辑：付秋玲　责任编辑：郭　蓉　何惠子　责任校对：张　微　责任出版：张志平

出　版　者　科学技术文献出版社
地　　　址　北京市复兴路15号　　邮编　100038
编　务　部　（010）58882938，58882087（传真）
发　行　部　（010）58882868，58882870（传真）
邮　购　部　（010）58882873
官方网址　www.stdp.com.cn
发　行　者　科学技术文献出版社发行　全国各地新华书店经销
印　刷　者　中煤（北京）印务有限公司
版　　　次　2024 年 11 月第 1 版　2024 年 11 月第 1 次印刷
开　　　本　710 × 1000　1/16
字　　　数　248千
印　　　张　15.5
书　　　号　ISBN 978-7-5235-1961-5
定　　　价　58.00元

主编简介

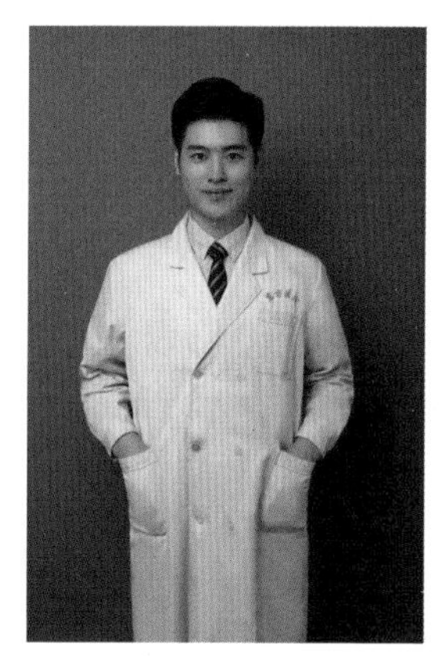

刘杨，北京中医药大学临床医学硕士学位，中共党员，主治医师。现工作于北京中医药大学东方医院推拿理疗科。

师从宫廷理筋术传承人付国兵教授、清宫正骨传承人王庆甫教授、竖横针法创始人钱德金教授，临床中擅长应用推拿手法结合中医特色针法治疗脊柱及四肢关节退行性疾病。应用特色振腹疗法治疗慢性疲劳综合征、神经衰弱、失眠、糖尿病、脾胃功能失调等内科疾病。应用现代舌诊技术，远程诊疗，凭舌施治，调节阴阳平衡，从而在日常养生保健中，达到脏腑调和，心身双养的功效。

学术任职：中国老年学和老年医学学会保健康复分会委员；中华中医药学会科普分会青年委员；北京中医药学会科普专业委员会秘书长；中国中医药促进会外治分会委员；北京中西医结合学会疼痛分会青年委员；北京中医疑难杂症研究会睡眠协会委员。

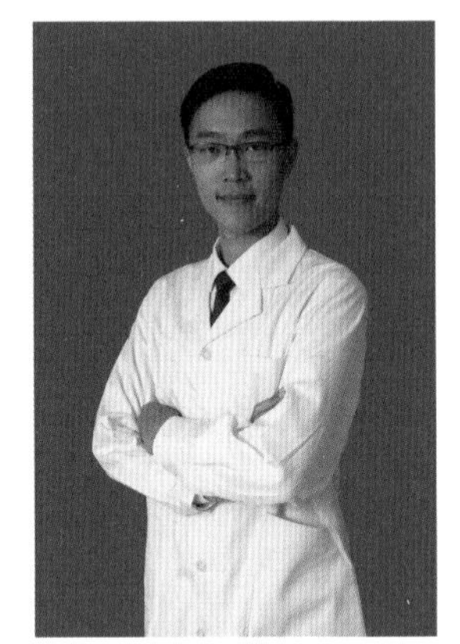

薛家鹏，主治医师，北京中医药大学临床医学硕士学位，国家中医心理师二级，世界中医药联合会中医心理学专业委员会委员。

从事中医临床工作十余年，师从中国中医科学院中医心理学专家汪卫东教授，伤科大家黄炳荣老师。多年来勤习经典，深入临床，主张调节情志，善用脉法，找到情志失调的根结所在，权衡施治，祛邪不伤正，补虚不助邪。临床擅长通过正骨、针灸，导引辅以中药调节颈肩腰腿痛等运动损伤，安全无痛，以及因人体结构失稳导致的疾病。

副主编简介

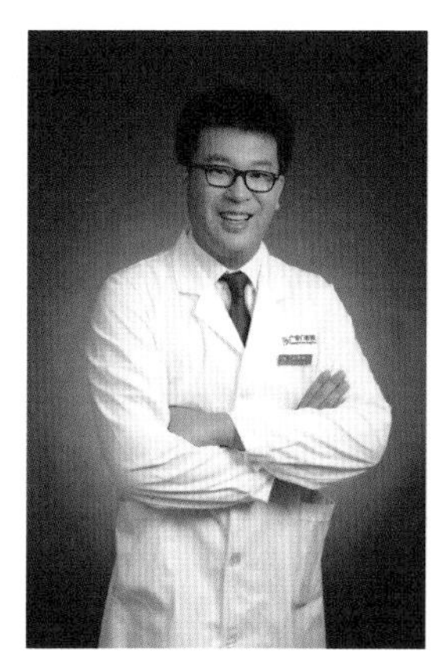

王学谦，北京中医药大学医学博士学位，副主任医师，硕士研究生导师。现工作于中国中医科学院广安门医院肿瘤科。

先后师从首都国医名师林洪生教授、全国名中医朴炳奎教授学习中西医结合防治恶性肿瘤诊疗思路和方法。学术任职：中国中医药研究促进会青年医师分会常务理事，中国民族医药协会肿瘤学分会常务委员，北京中西医结合学会肿瘤专业委员会委员等。

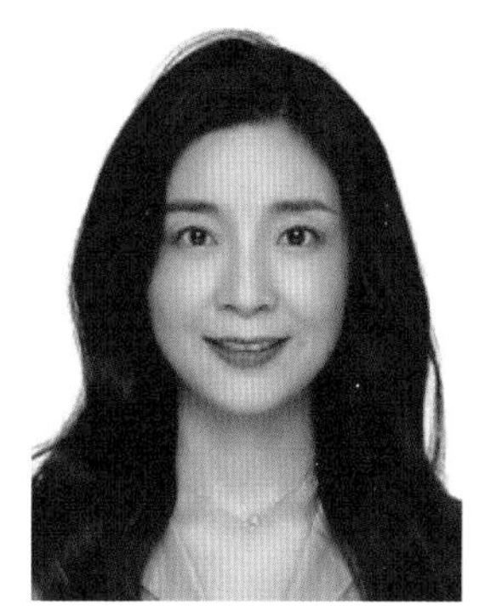

仲伟伟，北京中医药大学临床医学硕士学位，现工作于北京中医药大学第三附属医院，主治医师，中医内科方向。中国民族医药学会方药量效研究会理事，中国人力资源开发研究会会员。临床诊疗力求临证衷中参西，擅长中医四诊合参辨证论治，重视气血津液、顾护正气，善用经方调治内科杂病。

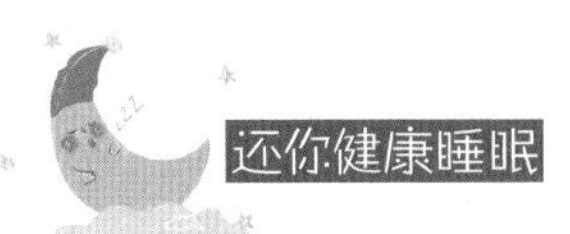

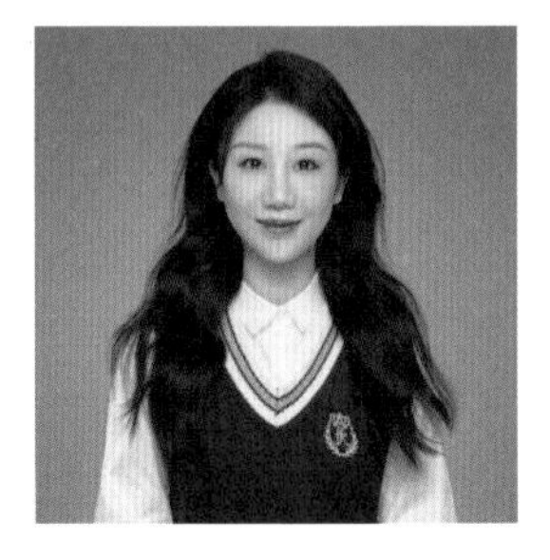

李拓，北京中医药大学临床医学硕士学位，现工作于北京中西医结合急诊抢救医院，主治医师。擅长治疗颈椎病、腰腿疼痛、失眠等多种疾病。兼任中华中医药学会青年科普专家，北京中医药学会科普专业委员会青年委员等。参加省部级课题4项，校级课题1项，发表论文9篇，参与编制全国首部《中国中医药科普报告》。

序

在中医的世界里，睡眠不仅仅是一种生理需求，它还是一种与自然和谐共存的方式。我的学生刘杨和优秀青年中医薛家鹏将这一理念融入了他们的新书《还你健康睡眠》中。本书是编者团队多年研究和实践的结晶，也是对中医论治睡眠理论的一次深刻诠释。

《还你健康睡眠》是一本旨在帮助现代人改善睡眠质量的实用读物。在这本书中，两位主编结合了中医的阴阳五行理论，详细阐述了睡眠与人体健康之间的微妙联系——良好的睡眠是维持身体阴阳平衡的关键，而失衡则是导致多种疾病的根本原因。

书中不仅提供了关于如何通过调整饮食、改善生活习惯来促进睡眠的建议，还介绍了一些简单的中医按摩和针灸技巧，帮助读者在家庭环境中自我调理。通过这些自然疗法，大家可以有效地缓解压力，促进身体的自我修复能力，从而获得更高质量的睡眠。

此外，书中还探讨了睡眠与情绪之间的关系，提出了通过冥想和呼吸练习来改善睡眠质量的方法。我相信读者通过实践这些方法，可以更好地管理自己的情绪，减少焦虑和抑郁，进而改善睡眠。

作为青年中医师，主编刘杨和薛家鹏深知理论与实践相结合的重要性。在《还你健康睡眠》中，他们不仅分享了理论知识，还提供了大量的案例分析，让读者能够看到中医睡眠疗法在实际生活中的应用效果。这些案例涵盖了不同年龄、性别和职业的人群，展示了中医睡眠疗法的广泛适用性。

《还你健康睡眠》是一本适合所有寻求改善睡眠质量的人的书，无论是因为工作压力、生活习惯还是健康问题而遭受睡眠困扰的人，都能从这本书中找到帮助。大家阅读这本书，不仅有助于改善睡眠，更可以深入了解中医的智慧，以及它如何帮助我们与自然和谐相处，实现身心的平衡。

两位青年主编不仅继承了中医的精髓，还将这些知识以易于理解的方式传达给了更广泛的读者群体，我为他们的作品感到骄傲。

付国兵

前　言

在我临床诊疗工作的十年间，“失眠”逐渐成为众多患者苦楚叙述的高频词汇。如今，睡眠障碍已造成人们巨大的困扰，可使情绪波动加剧，焦虑如影随形，有些人甚至需要依赖安眠药以换取片刻的睡眠。目睹这一幕幕因失眠而愁云满布的面庞，我深感探寻失眠之源、重拾安然梦境的重要性与迫切性。

在此背景下，我深受导师付国兵教授“形、气、神”和谐统一理论的启迪。这一智慧结晶认为，人的健康由形（物质之身）、气（功能活力）与神（精神境界）三大支柱共同支撑，三者间的关系错综复杂、相互影响。当气血不畅、阴阳失衡、精神过度损耗时，便会影响健康，而失眠即其外在的警铃之一。

中医古籍中，“神为形之主，形为神之宅”的论述精准地表达了形与神之间的微妙关系。“形”，即我们触手可及的血肉之躯，由皮、脉、筋、骨、肉等构成，其强健离不开“气”的滋养，而这份滋养又源自合理的膳食与规律的生活节奏。至于“神”，它既是生命活力的总称，又涵盖了意识、思维、情感等精神活动，是驱动我们骨骼肌肉参与世间万物的指挥官。正如“无神则形不可活，无形则神无以生”所言，形、气、神三者相互依存，构成了一个不可分割的整体。

大家想象一下，我们的身体宛如一艘扬帆远航的帆船，船长（神）指引方向，船体（形）承载希望，而风帆鼓动的力量（气）则是前进的动力。没有英明的船长，再坚固的船体也只会原地打转；没有坚实的船体与充足的动力，船长的智慧也只能是空谈。形、气、神三者，缺一不可，共同绘制着生命航行的壮丽篇章。

因此，要解开睡眠之谜，我们必须从“形、气、神”的三维视角出发，探寻那些隐藏在身体深处的秘密。本书编者团队精心梳理了与睡眠相关的种种问题，并以通俗易懂的方式，为读者提供了切实可行的解决方案。愿大家随着这些文字的引领，逐步了解睡眠障碍，从而找到那把开启安心睡眠之门的钥匙，让生命之舟在宁静的夜晚也能悠然前行。

刘　杨

目　录

第一章　认识睡眠这件事……1

第一节　失眠是一种病吗？……3

第二节　认清失眠的本来面目……8

第三节　什么偷走了你的睡眠？……13

第二章　每位失眠者应该知道的事……27

第一节　失眠会危害健康……29

第二节　心理状况测试……32

第三节　你如何看待睡眠？……40

第三章　形、神合一改善睡眠……45

第一节　养护脊柱，保护生命大通道……47

第二节　纠正不良体态，让身体放松下来……56

第四章　推拿妙方调理睡眠……105

失眠不是病，病的是脏腑……107

第五章　中医心理教你养心安睡……149

第一节　你是失眠易感体质吗？……151

第二节　若想睡得香，需要五脏安……156

第三节　怎么想，才能睡得好？……175

第四节　自我调整失眠，中医心理有方法……188

第五节　心身问题影响睡眠的案例几则 209

附录一　食品推荐 216

附录二　药膳食谱 218

附录三　常用失眠相关自测量表 221

第一章　认识睡眠这件事

第一节　失眠是一种病吗？

一、睡眠的常识

很多人面临着睡眠问题，大家在门诊会以各种各样的方式来描述自己的睡眠状况，比如，“我很难睡得着，入睡很困难，瞪着双眼精神得很”“睡不着的时候脑子里就跟过电影一样，全都是生活中的琐碎片段”“睡着了不到两三个小时准会醒，醒了就再也睡不着了，一点困意都没有”“我睡着了也不踏实，总是做梦，好多时候都跟白天的工作有关”“我睡觉的时间太短了，就四五个小时，根本不够我恢复精力的”“每天早上起来都像被打了一顿一样，脑袋昏沉，身体酸痛，睡觉简直就是对我的折磨”。睡眠应该给予人们舒服、快乐、安详的感觉，可谁知道能够拥有平稳、高质量的睡眠是多少人的奢求。

人的一生有 1/3 的时间在睡眠中度过。

睡眠是一种高度保守的生命现象，与生物进化、物种繁衍和个体生存发展等密切相关。人们每天睡眠就像是给手机充电一样，充足的睡眠能让你第二天的工作和生活充满能量，能让你做任何事情都保持饱满的精神状态，而质量较差的睡眠会让你的“电量”亏缺，对各种活动都无法使出全力，还会因为“电量”的快速耗损感到紧张、焦虑。按照这个类比的方法，想一想如果连续三天都不能如愿享有舒适睡眠，却要每天面临同样强度的生活、工作压力，就像手机电池慢慢出现亏耗，手机寿命就会慢慢缩短，很快需要更换新手机了，那你的身体呢？有多少零件能任由你损耗和更换？

随着社会的发展与进步，生活节奏变得越来越快，而生活和工作的压力也越来越大，睡眠问题日益凸显。我在门诊遇到了越来越多有睡眠问题的患者，其中不少人都伴随着生理和心理上的不良表现。睡眠从来不是一个简单的问题，在国际睡眠障碍分类（ICSD–3）涵盖的90余种睡眠疾病中，以失眠障碍最为常见，其带来的后果是睡眠质量的严重下降，神经精神疾病、心脑血管疾病、代谢性疾病等发病风险明显增加。作为一种慢性病，失眠障碍严重损害着我们的身体健康，影响着我们的生活质量，甚至诱发交通事故等意外而危及公共安全。失眠障碍就是我们平时说的“失眠”“失眠症”。

二、失眠是疾病吗?

失眠是一种疾病。

失眠作为我们需要战胜的“敌人”，我们应该“知己知彼”，才能让每个夜晚的睡眠都安稳踏实。那么什么才是失眠呢？我们来详细地了解一下这位“敌人”吧！

失眠是指尽管有适当的睡眠机会和睡眠环境，仍然对睡眠时间和（或）睡眠质量不满意，并且影响日间社会功能的一种主观体验，是一种常见的睡眠障碍。

根据失眠持续时间的不同，分为慢性失眠和急性失眠。

（1）慢性失眠

如果你有慢性失眠，那在主观感受上肯定会对自己的睡眠总时长和睡眠质量不满意，多数情况下会有：①入睡困难，进入睡眠非常困难，入睡时间超过30分钟；②睡眠维持困难，很难保持睡眠状态，最明显的特征就是频繁地醒来和醒来后再入睡困难；③早醒，睡眠时间达不到自己的需求，而且醒后不能再次入睡。看看自己是否有这样的表现?

不难发现，我们在评估自己睡眠时会把睡眠分成三个阶段：

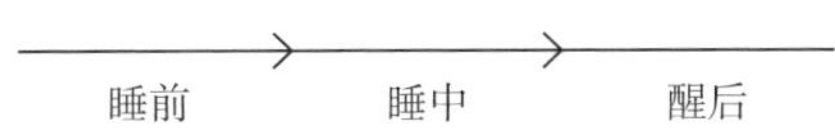

针对这三个时间段的不同表现进行总结，就能发现自己失眠的问题集中在哪儿，也更方便我们在后面找到解决失眠的方法。

长期慢性失眠会让我们备受煎熬，出现很多日间功能损害，让我们的工作、生活、学习混乱不堪，看看你是否也有过这样的经历：①感到疲劳或者精力差；②有胸闷感，总想长叹气来缓解憋闷；③白天也会感到困倦，想瞌睡；④出现注意力不集中或记忆力减退、损害；⑤出现情绪紊乱，起伏不定；⑥出现行为问题，不由自主地做一些事情；⑦工作或学习能力出现问题；⑧人际交往和社会活动受到影响；⑨对家人或朋友产生负面影响，自己因此而感到痛苦。

如果这些问题你也经历过，并且每周至少出现 3 次失眠问题，持续时间至少 3 个月，而且在给予充足的睡眠时间后这些问题仍然存在，那就是患有慢性失眠。

（2）急性失眠

如果你存在上面列出的日间功能损害，但是持续时间少于 3 个月，或出现的频率较低，那我们称之为短期失眠，又称适应性失眠或急性失眠。通常短期失眠与应激或引起情绪明显波动的心理与环境变化相关，急性应激事件容易诱发短期失眠。这种情况也很好理解，例如，最近工作压力大，任务繁重，可能紧张的情绪不能得到有效疏解，就会让你心烦意乱，难以获得安稳的睡眠；或是去旅游，陌生新鲜的住宿环境也会造成应激条件，身体不能很快适应新环境，造成睡眠障碍。但上述的这些条件或情况都不会持续很长时间，一旦诱发因素消失，我们就能再次拥有良好的睡眠。

有些儿童也会出现失眠，一般表现和成人有所不同。儿童失眠常常是家长发现并报告的，主要表现为儿童抵制上床睡觉或者拖延就寝时间、

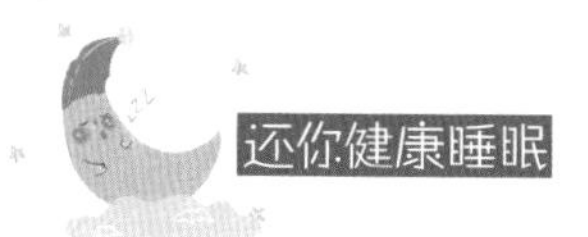

夜间频繁醒来和（或）不能独自入睡，或在特定环境下才能入睡等。儿童失眠在很大程度上会影响孩子的注意力或精力，容易导致学习成绩下降、注意力损害、行为异常或情绪不稳定等，也可能会诱发躯体症状，如肌肉紧张、假性近视、头痛等。

失眠在很大程度上是“内忧外患”，了解外部可能存在的诱因后，我们也要看看自己的身体是否出现了问题。失眠和内科疾病、精神障碍或其他类型睡眠障碍的共病或相继发病很常见。记得在门诊时遇到一位考研的女学生，她连续紧张备战，考前 2 个月睡眠质量开始出现问题，很难睡一个踏实觉，反反复复翻身醒来，再入睡，每天都觉得精力不够，颈椎和后背坚硬得像块“铁板”，好不容易考完试，以为睡眠问题也会得到解决，但事与愿违，考试结束 2 个月后，频繁觉醒的情况仍然存在。经仔细地查体和询问找到了原因，女孩一开始是颈椎、肩膀出现酸痛不适感，有一次睡觉姿势不好，晨起就落枕了，也没有及时治疗，从那时候颈椎、睡眠问题都愈加明显且反复出现。对此诊治时不好分辨是先有的失眠还是先有的颈椎病。笔者通过正骨手法调整其颈椎，配合药物内服改善其睡眠质量，双管齐下，最终让女孩从失眠中解脱出来。

这个女孩的经历提醒我们，一定要关注身体的小信号，这些小信号是失眠这个“敌人”来袭的警报，如果我们足够关注自己的身体，及时调整生活中的不良习惯，就能在“敌人”来袭之前将其消灭。通过“知己知彼”解决失眠，就是要了解自己的睡眠真实情况是怎样的、正常的睡眠应该是怎样的、失眠是由什么引起的，把握住这些关键问题，我们才能有的放矢，好好维持自己睡眠的“稳态”。

（3）失眠的一般特征

通过上面的描述，我们应该对失眠有了一个大概的概念，但还需要再详细地分析、总结一下其特征。

慢性失眠的人最常见的是睡眠起始困难（躺在床上翻来覆去就是睡不着，往往花费30分钟，甚至更长时间才能入睡）、睡眠维持困难（夜间经常醒来并且难以再次入睡，或早晨醒来的时间远远早于期望的起床时间），这两种情况也可以一起出现。

失眠和年龄是有关系的。“人越老、觉越少”，一般来讲，老年人的生理睡眠时间会相对缩短。针对失眠，总体上青年人更易发生睡眠起始困难，而中老年人发生睡眠维持困难的比例较高。越来越多的年轻人不想睡、不能睡，越来越多的老年人睡不沉、睡不够。不可否认生活中有越来越多的因素干扰我们的睡眠，睡前看手机、电子产品等产生的负面作用日益显现，不仅仅是青年，现在中老年人对手机的依赖沉迷程度远远超出了我们的想象。正是生活中这些小问题，给了“敌人”乘虚而入的机会。

失眠的症状存在波动性。有的人是一开始入睡困难，但后来慢慢转变为睡眠维持困难（早醒），或者是相反的发展顺序。而对早醒的判断不太容易，理论上睡眠终止的时间至少要早于所期望的起床时间30分钟，但是也要考虑自己的就寝时间。例如，门诊的焦阿姨就是这样，最近来看诊时说总容易早醒，通过询问她入睡和睡醒时间后发现，阿姨习惯晚上9点休息，睡眠质量不错，基本上一觉到凌晨4点。醒了之后也是神清气爽，毫无困意。她自己描述的早醒并不能视为一种失眠症状，而是一种“早睡早起”的习惯。所以老年朋友出现早醒情况，需要鉴别是否获得了充足的睡眠，不能一概而论都定义为睡眠障碍。

第二节　认清失眠的本来面目

一、失眠的流行病学

失眠也许正发生在你我身上

失眠是临床最常见的睡眠障碍之一。根据 2002 年全球 10 个国家失眠流行病学问卷调查显示，我国有接近 50% 的人群在过去 1 个月中经历过不同程度的失眠，其中有 1/4 达到失眠的诊断标准。2018 年，涵盖中国 10 个地区成年人的失眠调查研究显示，近 20% 的人存在失眠症状，女性高于男性，23% 的独居人群中有失眠症状。失眠的患病率在近年呈上升趋势，在我们身边就能发现处于失眠困境中的人，甚至看书的你可能也正在经历着失眠。

中华医学会的调查资料显示，我国睡眠障碍患病率达 42.7%，约有 3 亿中年人患有睡眠障碍，睡眠不良者高达 5 亿人，其中 3 亿以上人群生活在城市。成年人中约有 50% 的人群有过睡眠不良经历，而职业女性中更有高达 80% 的人受睡眠不良困扰，睡眠与健康问题日益受到关注。

失眠的症状通常随时间波动，大约 50% 符合临床失眠诊断标准的患者是呈现慢性病程的。在所有的失眠症状中，睡眠维持困难最常见，约占失眠人群的 61%，其次是早醒，约占失眠人群的 52%，随后是入睡困难，约占失眠人群的 38%。大多数研究显示，失眠的患病率在人群中会随着年龄的增长而增加，慢性失眠出现的概率从儿童的 4%，到成年人的 9.3%，再到老年人的 38.2%，老年人群的睡眠质量也低于其他人群，这一点从对中老年女性的相关研究中更为显著。看到这些数值，不禁要问，要

想睡个好觉怎么这么难？

在我的工作中会有一些青少年来咨询睡眠问题，让人感到很意外，因为在大家的印象里，孩子们在上学的过程中，每天学习、运动累得每天到家倒头就睡，怎么还会失眠呢？慢慢接触他们后才发现，失眠症状与行为问题、精神健康问题和一般的健康状况都有着紧密的联系。失眠的男孩会有更多的不良行为，如吸烟、酗酒、过度手淫等，而失眠的女孩更容易伴有情绪和人际关系问题，这些都提示着青春期会是我们最早能意识到睡眠出现问题的关键时期。

睡眠，本该是一件自然而然的事情，现在却变得遥不可及。最近我在与同事交流临床工作时发现，来门诊调理失眠的年轻人越来越多。以前印象中听到的都是中老年人睡眠质量下降，怎么现在越来越多的年轻人开始抱怨睡不好了？而且问题远比想象的严重。睡眠问题是一个“世界性难题”，中国医师协会睡眠医学专业委员会发布的数据显示，全球成年人中有60%以上存在睡眠问题，1/4的成年人失眠。《2021年中国睡眠指数报告》调查结果显示，有21.5%的国人经常失眠，年龄跨度从进入退休状态的“50后”到年轻的“05后”“10后”，都存在一定的睡眠质量问题。

失眠带给你的影响远不止在晚上

面对着日常生活与工作，失眠常常会让我们陷入困境，这种“困”不仅是睡眠不足带来的，更是睡眠时间短、睡眠质量低、睡梦中觉醒多带给我们的负面影响，才让我们的日常生活与工作处于混沌状态。慢性失眠人群普遍会存在日间症状（觉醒期症状），但是程度轻重不一。我遇到的失眠患者常常会抱怨自己非常容易感到疲劳、间歇性出现头晕、注意力不集中、警觉性下降、容易健忘丢三落四、情绪敏感易激惹或情绪低落；更有严重的失眠患者因为头脑不清晰导致工作中出现了重大失误，险些让自己丢了工作；最严重的一位是因为注意力不集中自驾时发生了交通事故，

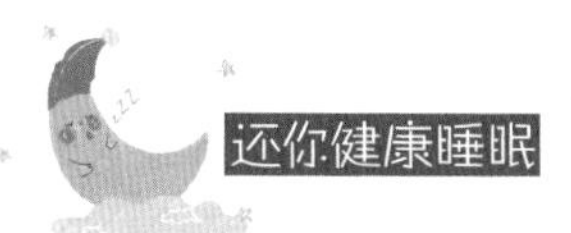

威胁到了自己的生命安全。

大家想一想在一晚质量不佳的睡眠之后，第二天是否有过这样的不佳表现。由此看来失眠并不可怕，可怕的是失眠会在生活中给我们带来更为深远的负面影响。因为工作中效率降低、常常犯错或表现不佳，慢慢我们自己的负面情绪会逐渐加重，演变成焦虑情绪，如此带来的恶性循环更让我们感到担忧。长期慢性失眠，我们的身体随之出现各种躯体症状，如头痛、颈部僵硬、肌肉疼痛、胃肠功能紊乱等，逐渐这些表现会再次干扰睡眠，形成一个“心身互扰”的紊乱状态，让我们感觉到痛苦不堪。我在与严重的失眠患者深度沟通之后，通过系统的睡眠量表评测发现，这些失眠患者伴有精神疾病的比率显著升高，其中最为常见的就是抑郁，约占失眠人群的15%。而门诊中60%～90%的成年抑郁症患者都自述有极其痛苦的睡眠经历。我不禁感慨，这样的睡眠还能有能量去工作吗？还能有激情去热爱生活吗？真的太可怕了！

在此希望大家能对失眠有正确的认识，从而战胜它，让我们本应该甜美幸福的睡眠时间再次回到我们的生活中。

二、你是哪种类型的失眠？

有的人没有困意无法正常入睡；有的人前半夜睡眠质量非常好却维持不了一整夜；有的人根本就不算睡觉，在半梦半醒之间度过一晚，你是哪一种呢？

要知道自己属于哪种类型，我们需要明白失眠的不同分类。

如果根据睡眠状态来区分，我们观察睡前、睡中状态分为：①无法正常入睡；②可以入睡但无法保持睡眠状态。

如果根据睡眠持续时间作为标准来划分，我们可以将失眠分为：①急性失眠；②短时失眠；③慢性失眠。

如果根据失眠的诱因来区分，我们可以将失眠分为：①因心理问题引起的失眠；②因生理疾病引起的失眠；③因生活方式引起的失眠；④因不良睡眠习惯引起的失眠；⑤原发性失眠（遗传相关）引起的失眠。

以上就是现在最常用的分类方法，大家可以根据自己的状况进行一次回想或是复盘，想一想自己失眠过程的细节，再通过“附录三　常用失眠相关自测量表”来找到失眠的原因，了解自己失眠的类型，从而选取更为适合的解决方案。

当你看到量表内容时，需要一定的时间和耐心，通过你认真填写记录之后，我们会非常客观地看到一些结果。可以把这些选项和结果记录在纸上或手机小程序中。如果测试结束后，你想寻求专业医生或者睡眠辅助机构的帮助时，这份记录将会非常重要。

希望大家自我测评时，能够真正坦诚和客观地看待自己，找到失眠的真实原因，分析失眠类型是解决失眠问题的钥匙。

三、短期失眠更值得关注

如果你总是出现短期失眠，千万不要掉以轻心。

短期失眠的发作时间不超过 3 个月，最常见的表现就是突然发作的睡眠起始困难（入睡困难）和维持困难（反复觉醒），这两种情况可能单独出现，也可能交替出现，但从门诊接触过的人来看，两种情况混合存在的概率较大。短期失眠往往和长期失眠有着相同的日间症状，能够影响我们的工作与生活。

去年我曾接诊一位年轻的白领女性胡小姐，她的工作状态非常特殊，需要北京、乌鲁木齐、福州 3 个城市轮番跑，每个地方每次要待上 3 个月来处理公司事务，这种不固定的居住生活模式喜忧参半，虽然她能够尽情地品尝各地美食、领略不同风景，却也遭受着失眠带来的痛苦，每次都是刚刚适应居住环境和工作节奏就要起身去下一个城市了，这样规律却充满变数的生活让她的睡眠质量难以得到保障，每次换城市都有15天睡不着觉，自嘲为熬着最深的夜，喝着最苦的黑咖啡，享受最多彩的生活。

短期失眠通常有具体的应激事件作为诱因。在胡小姐的经历中，饮食习惯、人际关系、睡眠环境、季节气候等因素总是在快速变化，我们中国有句老话“一方水土养一方人”，出门在外就怕“水土不服”，每到一个新环境身体都需要一定的过渡、适应时间。而她出现的这种短期失眠就是由各种应激事件发生引起的。我们常见的应激事件有很多，如人际关系的改变与破坏、职业中出现的紧急情况、亲人离世、罹患疾病、时差、更换居住地、睡眠模式或作息时间改变等。在此值得我们注意的是，失眠不仅仅与坏的、消极的事情相关，与强烈积极情绪相关的事件也可能是短期失眠障碍的诱因。记得当年拿到大学录取通知书的时候有三四天都不能踏实睡觉，恨不得每天都要盯着它到晚上，就怕一睁眼是个梦。

季节变换也是容易引起睡眠障碍的原因。中医理论认为人体的生物钟应当顺应大自然的规律，健康的睡眠不仅有赖于正常的作息规律，还要顺应四季变化，顺应四季的生长规律。如《黄帝内经·素问·四气调神大论篇》中说：“春三月，此谓发陈。天地俱生，万物以荣，夜卧早起，广步于庭。”在春天的时候，我们的身体慢慢苏醒，人体的气血运行加快，思维精神活动也变得活跃，夜间难以安稳下来，因此春天就容易出现睡眠问题，睡不着和夜梦多是最常见的情况，进而白天出现“春困”。

现代人工作时间的固定性很难根据四季变化来严格调整作息，但对于工作忙碌的都市人应该尽量有规律的睡眠。一般春夏季节适宜晚睡早起，每天需要睡7小时，秋季适宜早睡早起，每天所需的睡眠时间为7～8小时，而冬季适宜早睡晚起，每天需睡8～9小时，晚上9点至次日的凌晨3点是人体细胞生长较快、生长激素分泌旺盛的时间，错过这段黄金时段

会影响细胞的新陈代谢从而加快衰老。

如果反复出现间歇性短期失眠，但是仔细思考自己也没有明显触发因素，甚至连续几晚彻夜难眠，而白天无明显不适，这可能预示着睡眠需求的减少，而非失眠症状，我们要仔细甄别。

短期失眠可以发生在任何年龄，一般来说婴儿时期有太多应激因素不好做出判断。但在临床中我们发现，短期失眠更青睐于女性和老年人，同时伴有焦虑和抑郁症的个体也更容易出现短期失眠。

第三节　什么偷走了你的睡眠?

想一想自己曾经因为什么而失眠？最容易被提起的就是精神紧张、焦虑情绪，白天繁重、琐碎的事务让我们本该休息的大脑依然活跃，一帧一帧像放电影一样浮现在脑海里，使我们不得放松和休息。甚至，有人越到深夜越是兴奋，灵感涌现，专选夜深人静的时候处理工作，到头来都是自食其果，受了失眠的苦。

影响我们睡眠的因素有很多，在此将临床工作中涉及频率最高的一些原因列举出来，看看你是否也被这些因素干扰过。

一、失眠的诱因

（一）年龄

年龄在不经意间就成了影响睡眠的主要因素之一，不同年龄的人对睡眠的需求量存在非常大的差异，想一想自己学生时代，是不是好像永远都睡不够，很容易就睡到日晒三竿了？而往往睡眠时间会随着年龄的增长而减少。这也是我们之前讲到的老年人总会出现睡眠质量不佳，甚至失

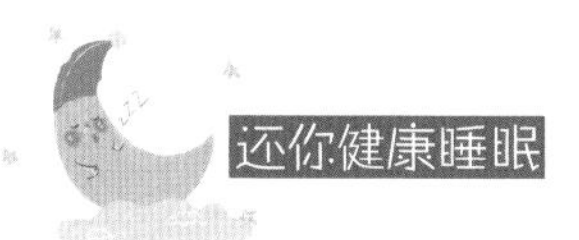

眠的情况。正常情况下，新出生的宝宝每天睡眠时间可以达到 18 小时左右，而在出生后的 6 个月，每天睡眠时间会逐渐减少到 13 小时左右，特别是白天的睡眠时间会减少。等宝宝成长到儿童阶段，平均每天睡眠时间为 10 ～ 12 小时。睡眠时间随着年龄的增长，逐渐接近成年人的睡眠时间，为 7 ～ 8 小时。慢慢地，身体各项功能伴随年龄的增加而逐渐退化，到了老年阶段夜间睡眠时间会变得短一些，每夜总睡眠通常在 5 ～ 7 小时。人们总认为老年人只需要少一点的睡眠时间就够了，这种看法并不完全正确。我们经常会发现，正在读报看电视听音乐的老人逐渐低下了头，闭上了眼睛，有时甚至轻轻地打鼾、流口水，这就好似老年人的浅睡，他们正在尝试通过白天小睡或打盹儿来缓解夜间有效睡眠不足带来的疲劳感。

（二）性别

大家有没有发现身边的女性失眠人数大于男性失眠人数？在临床数据上看，同一年龄段女性失眠的发生概率是男性的 2 倍。在日常生活中相较于男性，更多的是女性抱怨自己糟糕的睡眠。通常情况下女性的睡眠时间就比男性要少，而这种失眠发生概率的差异来源于体内激素的不同，同时女性在一些“特殊时期”更容易失眠。

（1）月经周期：女性在月经周期的不同时期体内的激素水平会产生波动，这可能会影响睡眠质量。门诊中有很多人描述过在行经前和行经期间，自己的睡眠质量会特别差，很容易受到外部因素的影响而造成入睡困难、夜间觉醒、多梦等症状。如果在月经周期后期（第 22 ～ 28 天）的经前期出现经前期综合征症状，如水肿、头痛、喜怒无常和腹痛都会影响到女性的睡眠质量。50% 的女性月经期会出现下肢水肿，这也会影响睡眠。在排卵后，女性体内黄体酮水平增加，可让女性感觉到困倦和乏力。

（2）妊娠期：女性在妊娠期会出现诸多不适症状，身体条件剧烈改变，容易出现的躯体症状（如身体的疼痛、恶心、肢体抽搐及胎动）及情绪变化（如忧虑、沮丧、紧张等）都会对睡眠产生影响。孕妈妈们，尤其在初次怀孕时，因为对妊娠的不安和对分娩的恐惧，往往感到心理负担沉重，加上怀孕时身体的不适，诸多因素综合在一起，使她们精神紧张、情绪焦虑，往往感觉到难以入睡。这种情况若得不到及时解决，随着失眠时间的延长，不仅会影响孕妇的自身抵抗力，还会加重她们的不良情绪，久而久之，必会间接影响腹中宝宝的健康。有报告显示，97% 的孕妇在妊娠第 7 ～ 9 个月有几乎整夜睡不着的经历。

（3）更年期（围绝经期）：女性在更年期出现失眠问题主要与卵巢分泌的雌激素和孕激素逐渐减少相关。激素水平下降造成神经内分泌一时性失调，下丘脑 - 垂体 - 卵巢轴反馈系统失调和自主神经系统功能紊乱，产生抑郁、焦虑症状，这些往往是产生失眠的主要原因。雌激素水平的降低会让女性出现潮热、出汗等更年期症状。在门诊中，36% 的更年期女性主诉睡眠时有潮热，因潮热而频繁醒来，这让她们的睡眠质量下降。如果你或身边女性家人朋友存在持续失眠，一定要积极寻找医生就诊，综合规范的治疗会非常有效。

（三）噪声

噪声就是睡眠的克星。想象一下你正准备安稳入睡，却听到楼上邻居挪动桌椅尖锐刺耳的地板划动的声音，简直可以一秒钟变清醒。一般我们认为超过 50 分贝的噪声就会影响睡眠，长期连续的噪声会引起多梦、易醒，深睡眠时间减少，致使人白天疲倦，并会导致头晕、头痛和记忆力下降等症状。我曾经住在首都机场的航线正下方的小区，搬进去的第 2 年莫名地出现心律不齐，偶尔会有心慌和血压上升带来的不适感，在找了很多原因后，最终发现睡眠质量不佳是根本原因。我详细记录并评估

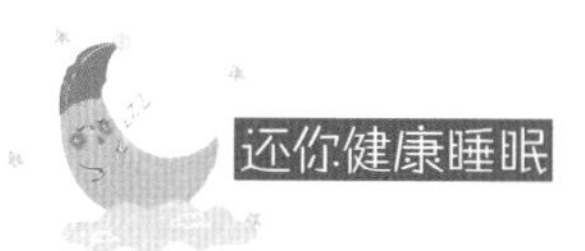

了自己的睡眠质量及睡眠环境，发现在入睡后的夜间，会有大约 20 架次的深夜航班从我所住的楼房房顶飞过，虽然这种噪声没有吵醒我，但也影响了睡眠质量，以至于我起床后总是昏昏沉沉，最后心率、血压都出现了问题。噪声的出现会让人的肾上腺素分泌增多，从而导致心跳加快、血压上升，同时还加快身体内某些氨基酸和维生素 B 族的消耗。长期在噪声严重的环境中生活、工作的人，应及时补充一些富含蛋白质和维生素 B 族的食物，这样也能在一定程度上增加人体对噪声的耐受能力。如果你的睡眠环境真的很不理想，赶快搬离那个住处，因为这而影响睡眠和健康真的是太不值得了！

上面提到的三种因素都可以归结为不可抗拒的因素，自己无法靠主观的调整而改变。那下面的这些因素更倾向于我们主观存在的问题，好多是我们个人的行为习惯问题，不好的作息、生活习惯、爱好等也潜移默化地影响着我们的睡眠。

（四）吸烟

吸烟对人的睡眠质量影响非常大。与不吸烟的人群相比，吸烟者的入睡时间、睡眠维持时间和睡眠质量均有受损。研究表明，睡眠时间的减少与吸烟量呈正相关。很多人把吸烟当成释放压力、缓解紧张情绪的“神器”，但不曾想到，这种“快感”是来源于烟草中的尼古丁。尼古丁会导致心率加快、血压升高，引起快速的脑电波活动，增加血液中某些激素的含量，这一系列的变化虽然让人有“片刻欢愉”，但会对睡眠造成不良影响，慢慢使人入睡困难、睡眠周期紊乱、睡眠结构片段化（不能一觉到天明）、深睡眠减少，而且更容易觉醒、易受到外界因素的干扰。我在临床工作中遇到的很多失眠患者都有着长期吸烟史，但是他们不愿意把这两者建立起联系，总说是因为思绪太乱、压力太大、太亢奋才会失眠。事实上吸烟和睡眠不良之间是相互影响的恶性循环。吸烟会引起睡眠不良，可直接导致疲劳、抑郁、认知功能受损、工作效率下降等类似尼古丁戒断的症状；而这些症状又会促使吸烟者需要更多烟草的刺激来提神，从而陷入恶性循环。

（五）酒精

酒精会在一定程度上干扰睡眠。在这里要敲黑板，有的人会认为喝酒有助于睡眠，喜欢在睡前喝点酒，还取名为“晚安酒”，甚至还有失眠者把饮酒当作治疗失眠的方法，实际上这是一种误解。想通过喝酒寻找困意，从而缩短入睡时间，是让自己更快地进入了昏沉模式，但是从睡眠的深浅程度上来看，深睡眠的时间显著减少。研究表明，大量、长时间饮酒会导致睡眠稳态受损，引起睡眠结构改变。当你享受酒精带来的昏沉睡意时，其实酒精只能把你带入浅睡眠模式中，睡眠中觉醒的次数会增多，使睡眠变得断断续续，第二天并不能感受到全身活力恢复。此外，酒精还是利尿剂，会让我们夜间上厕所次数增加，进一步导致睡眠紊乱。由此可以看出，酒精虽然会使人昏昏欲睡，表面可能对睡眠有益，但实际上却可能干扰睡眠。

在健康的非酗酒者中，饮酒后短时间可减少入睡潜伏时间，提高前半夜的睡眠质量，却易导致后半夜睡眠中断。在酗酒者中，无论是在饮酒期间还是在戒酒期间睡眠的连续性都严重受损，睡眠质量下降，表现为严重失眠、白天过度嗜睡及睡眠结构的改变；酒精还会让颈部肌肉变得松弛，影响大脑控制机制，使打鼾的人鼾声变得更加严重。因此，睡眠质量不好时千万不要选择饮酒助眠。

长期大量饮酒的影响如下。

（1）造成肝脏伤害：长期大量喝酒，首先受到危害的就是肝脏。在大量饮酒的过程中，肝细胞会被破坏，解毒功能下降，酒精所产生的热量不能被利用而转为脂肪，大量脂肪进入肝细胞，肝细胞线粒体的场所

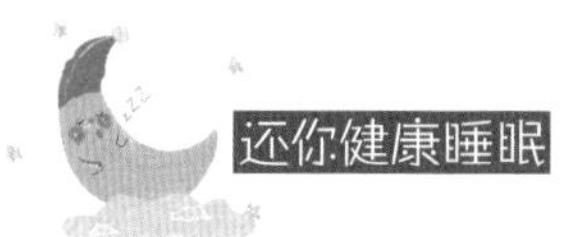

被霸占，物质的新陈代谢无法进行，大量酸毒积聚于肝脏，形成脂肪肝，甚至肝硬化。

（2）引起消化系统疾病：诱发胃溃疡、胃炎，可引起胃出血而危及生命；增加血液中甘油三酯的浓度，增加胰脏炎的发生率，死亡率颇高。

（3）神经系统伤害：过量饮酒会使食欲下降，容易造成营养不良及吸收不良综合征，引起各种维生素缺乏，间接导致多种神经系统伤害，如周边神经病变。

（4）大脑皮质萎缩：有报告显示，部分慢性酒瘾者的大脑皮质有萎缩现象，也有部分患者有智力衰退的迹象。《柳叶刀》（*The Lancet*）的子刊 *The Lancet Public Health* 发表了一篇纳入 100 万数据的研究，结果表明，大量饮酒是造成痴呆最主要的危险因素，尤其是早发性痴呆症。

（5）胎儿酒精综合征：酒精在胎儿体内代谢和排泄速率较慢，对发育中的胎儿造成各种伤害，包括胎儿畸形、胎死腹中、生长迟滞及行为缺陷等。

（6）成瘾：对有酒精依赖的人来说，戒酒难度等同于戒毒。酒精依赖的主要表现有：对酒有强烈渴望或冲动，对饮酒行为的开始、结束及剂量难以控制，当饮酒被终止或减少时出现生理戒断症状，因饮酒而逐渐忽视对其他事物的兴趣，对酒的耐受量增加，固执饮酒不顾明显的危险后果等。

（7）癌症：美国癌症研究所和世界癌症研究基金会联合推出的第三版《饮食、营养、身体活动与癌症预防全球报告》指出：强有力的证据表明，饮酒与 6 种癌症密切相关，包括口咽喉癌、食管癌、胃癌、肝癌、结直肠癌、乳腺癌。即便少量饮酒或酒精饮料，也会增加患癌风险。

（8）死亡：酒精会抑制延髓的呼吸中枢，造成呼吸停止；还会抑制糖质新生作用，造成低血糖，而血糖下降也可能是致命因素。

（六）咖啡因

咖啡因是影响睡眠的重要因素之一。其主要的机制是阻碍感受器的功能：咖啡因会和细胞上的腺苷受体结合，导致腺苷无法“找到”细胞，不能被人体吸收和利用。

人们为了提神醒脑会选择咖啡因饮料，这并不仅限于咖啡，在国内更多的人喜欢饮用茶。用来保持清醒状态，提高工作效率，咖啡和茶都是不错的选择，但这两者也可能是导致个体睡眠问题的“凶手”。咖啡因在人体的半衰期大约是 6 小时。举例来说，当你下午 2 点钟困倦不堪时，喝了一杯咖啡，其中可能有 0.2 克咖啡因，到了晚上 8 点钟，体内的咖啡因含量刚刚代谢了 0.1 克。虽然听起来没有多大的剂量，但大家要知道即便当天能很快进入睡眠，残留的咖啡因也会影响深度睡眠，让人整夜潜意识都处于兴奋状态，伴随这种状态，第二天清晨你会感到精神状态更加糟糕。很多人刚起床习惯性地来一杯咖啡因饮料，这样就日复一日，形成了恶性循环，良好的睡眠习惯和睡眠状态就被咖啡因影响了。

此外，咖啡因的摄入可以延长睡眠潜伏期，增加入睡后觉醒的次数，减少深睡眠、总睡眠时间和降低睡眠效率，影响睡眠质量。长期大量饮用咖啡因饮料，我们身体就会对咖啡因产生依赖，如果突然停止摄入，我们可能会出现“戒断反应”，如头痛、烦躁和劳累等。这个感觉就像我们把时间按下了“快进键”，当你回归到正常速率时，反而觉得不适应。因此，大家不宜过度摄入含咖啡因饮品（如咖啡、可乐、奶茶、茶、巧克力等）或其他刺激性物质的食物。找到适合自己的生活节奏，劳逸结合才是最好的工作、学习方式。

（七）过劳

现代人的生活压力大，节奏快，很容易产生“过劳”的现象。“过劳”对我们的身体和心理健康产生着巨大的影响，尤其是在睡眠问题上。虽然疲惫的时候人们会更愿意躺在温暖柔软的床上好好地睡一觉，但轻度的疲劳会让你感觉到睡眠带来的美好，而过度疲劳则会让你难以入睡，陷入“想睡却睡不着”的困境中。

在白天，为了面对生活、学习、工作中的压力，我们的身体时时刻刻都处于“备战”状态，这种应激反应会让身体分泌大量的肾上腺素，从而让机体处于亢奋状态，人的判断力、行动力、反应力都会提高，心率增加，警觉性提高，血压增高。当你工作持续到晚上，这一天的劳神思考会让大脑在入睡前仍处于亢奋状态，睡眠质量会受到影响，夜间容易醒来。“日有所思，夜有所梦”，即使你睡着了，起床时也会感到疲乏和多梦。长此以往会导致焦虑、失眠、脱发，甚至抑郁。面对压力大的上班族或毕业生时，我们通常建议，睡前 2 小时尽量避免高强度的体力或脑力活动，选择一些放松、舒缓、愉悦的活动，做好入睡准备，这样有助于睡眠。

在临床中，很多时候我们会把过劳与慢性疲劳综合征、燃尽综合征联系起来。在后面的章节中我们会详细跟大家分析这一问题的来源与解决方法。

（八）睡前玩手机、看视频

电子产品的普及、网络速度的提升带来了越来越丰富的资讯，短、快、新的内容蜂拥而至，哪怕我们 24 小时都在刷新手机屏幕，世界上发生的新奇事件也不能全都知晓。很多人喜欢在床上玩手机、追剧、刷视频，把这些活动当成每日最后时刻的放松欢愉，但这样的生活习惯对睡眠产生了很大的影响。

睡前玩手机意味着床从睡眠场所变成了娱乐场所，导致许多人在床上比较兴奋而难以产生睡意，因此睡眠时间被推迟并缩短。以前讲“坐有坐相、站有站相”，也可指在不同场合进行不同的活动。床作为睡眠场所，

在潜意识中建立的睡眠反射条件正在慢慢改变，越来越多的专家学者建议在上床之前就关掉手机，放在远处，从而改善睡前的手机依赖。更重要的是，手机屏幕带来的光线，尤其是蓝光，会抑制褪黑素的分泌，影响睡眠节律，让你无法正常进入睡眠，使得睡眠质量下降。同样睡前看电视也会导致褪黑素的分泌减少，影响睡眠，因此建议大家放弃在卧室安装电视的想法，把卧室和床仅用来当作休息的场所。

（九）吃太饱

“只有食物能让我感到安心和踏实”，这是来自夜宵爱好者的自述。在大晚上大快朵颐，尤其是夜宵中最流行的油炸、辛辣、烧烤等刺激性食物，不仅难以消化，给我们的胃增加负担，延缓胃排空的时间，还会引起胃肠不适，影响夜间睡眠。长此以往，会导致代谢紊乱，让我们的体重增加、营养代谢失衡，甚至导致脂肪肝、胃炎、高脂血症等相关疾病。在中医的范畴中，睡眠往往和脾胃相关。“胃不和则卧不安”，晚上吃太饱、夜宵太丰富会增加脾胃的负担，当胃肠功能紊乱时，夜间的睡眠质量肯定会大打折扣。人有规律的生物节律，在日落之后，是身体各器官开始进行保养、修整、恢复的阶段，如果在这个时候你选择逆向前行，要进食高热量、难消化、数量大的食物，消化道会不堪重负，过度的饱腹感带来的绝不是安全感，而是失眠。如果临睡前感到特别饥饿，可以选择简单的食物，稍作能量补充即可。

（十）情绪波动

情绪波动是失眠的常见原因。想一想，如果是与他人刚产生矛盾、争吵之后，愤愤不平的你又怎么能安静享受睡眠呢？睡眠的好坏与精力、体力、情绪、注意力等心理状况密切相关。其中，不良情绪可让人没有睡意，不能享有高质量的睡眠，而失眠又会使人第二天的状态低迷不振，

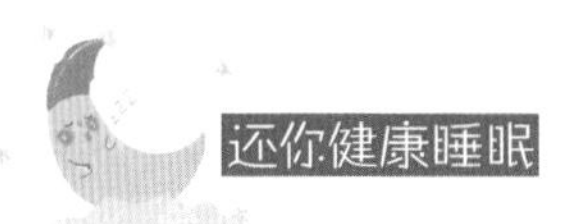

加重不良情绪，影响日常工作和生活，形成恶性循环。

生活中的不良情绪多数和工作或学习压力大有关。例如，高三的学生，每天复习到很晚，放下笔就能睡着，可是到了临近考试的几天，心里突然就紧张了起来，想睡都睡不安稳。这种情况就是应激事件，往往会引起我们的不良情绪。其他如家庭关系不和、身体健康问题都是引发不良情绪的常见因素。想要解决由这类情绪问题引起的睡眠问题，我们一定要学会剖析自己，找到不良情绪的根源，积极面对，不能逃避。面对不良情绪，要懂得自我调节，坦然接受已经发生的事实，用平常宽容的心去思考，找到适合自己的疏解方法，如听音乐、户外运动、向朋友倾诉等方式。如果这种不良情绪反复出现，或日渐加重，我们要保护好自己、家人和朋友，及时到医院寻求专业人士的帮助。

二、找到“罪魁祸首”

为了解决失眠问题，我们首先要做的事情就是找出失眠的类型，并明白是什么原因引起了失眠。失眠有时就像是短暂的外伤疼痛，虽然可以用一片安眠药来暂时“止痛”，但不能祛除病根，毕竟总吃药并不是长远之计，疼痛也不能总是靠镇痛药物来治疗。失眠症有很多不同的类型，诱发失眠的原因也多种多样，并没有一种药物、一个方法、一个穴位来解决所有失眠患者的问题。我们尝试着去帮助失眠患者找到真正的原因，从而有的放矢，辨证施治。

引起失眠的因素太多了，很难一一列举，对大多数人来说，第一次失眠可能是压力、紧张引起的。如第一次面对大型考试、第一次工作面试、第一次迎接新生命，这些经历的前一天最容易发生失眠。当身体健康出现问题，有了其他疾病时，如过敏性鼻炎、三叉神经痛、颈椎病、肩周炎、吸烟或在睡前过量饮酒等，也会间接影响我们的睡眠。在这一节里，

我们尝试着通过自己填写表格，筛选、挖掘出能够影响我们睡眠的因素，评估自己的睡眠质量，从而为改善睡眠质量私人定制一份睡眠方案。

三、睡眠历史分析

（1）你工作日通常什么时候就寝和起床？

（2）你周末通常什么时候就寝和起床？

（3）你是否有比较规律的就寝和起床时间？

（4）如果可以自己决定，那么你计划什么时候就寝和起床？

（5）你从就寝到入睡通常需要多长时间？入睡是否有困难？

（6）你夜里是否经常醒来？醒来的频率是多少？醒来后再入睡是否困难？

（7）一般来说，你平均每晚睡多长时间？

（8）你白天是否经常因为睡眠不足而感到疲倦？白天过度困倦是否会影响你每天的工作和社交？

（9）你是否曾经因为前一晚的失眠而发生意外或者差一点发生意外？

（10）你白天是否会有小睡的习惯？一般多长时间？

（11）你的工作是否为倒班制？

（12）你是否经常比自己预计的时间早醒而后很难再入睡？

（13）你的睡眠问题最早是从什么时候开始？那个时候或者之前几个月内发生了什么事情？

（14）当你醒来时床单和被子是否很乱？

（15）你是否在夜晚因为腿部抽动而醒来？你的伴侣有因此抱怨过吗？

（16）你的伴侣是否会抱怨你鼾声过大？你会偶尔有超过 10 秒时间停止呼吸，或者在睡眠中呼吸困难的情况吗？

（17）你最近是否做过噩梦或者夜惊？

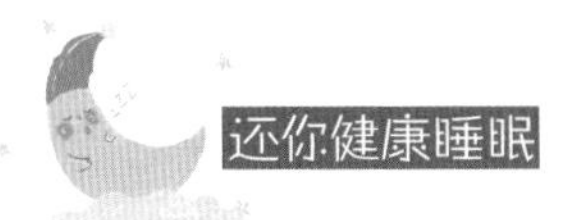

（18）你夜晚是否有磨牙或者咬紧牙关的现象？

（19）你成人后是否仍经常尿床？

（20）你成人后是否经常梦游？

浏览这些问题能够使你找到自己失眠的原因，并能让你了解自己需要关注的睡眠相关问题。在这 20 个问题中，问题（1）～问题（4）集中评估你的睡眠－苏醒行为，通过对过去一段时间你的睡眠－苏醒回想，找到自己睡眠的基本规律。

关于问题（5）：如果你经常会花 1 个多小时甚至更长时间才能入睡，那可能是太过紧张了。在门诊中有一位中年患者喜欢在睡前用手机玩几局象棋，当绞尽脑汁下几盘棋产生困倦感后才能入睡，而这种困倦感往往需要玩 1 小时以上才会出现，这样的入睡并不理想。

关于问题（6）：很多人夜里都会有觉醒，但是每次醒来后，他们都能立即入睡，甚至不记得自己曾经醒过。其实，问题不在于你是否醒来过，而在于醒来后是否能马上入睡。如果你醒来后脑子里非常清晰地出现了一个问题，那么请注意当时你在想什么，这可能就是我们睡眠暂停的原因。可能思考能让你明白失眠的原因所在。

关于问题（7）～问题（9）：不同的人对睡眠的需求不同，常见体力劳动者、脑力劳动者比正常在家休息的人需要更长时间的睡眠。你是否真的患有失眠症？想回答这个问题一定要思考一下问题（8）和问题（9）。并不是每个自认为有失眠症的人都真的患有失眠症。睡眠时间短并不能说明患有失眠症，除非它影响了你的正常生活和工作，或者影响到你的身心健康。有些人就是短时睡眠者，他们生理睡眠时间大约就需要 5 小时。如果你白天感觉灵敏且精力充沛，尽管比其他人睡眠时间都少，那也没有问题。

睡眠时间是否充足，还要考虑睡眠质量的高与低，可以问问自己这个问题：你是否在晚上按时睡觉后，白天却经常感到疲倦，并且不能正常工

作？如果回答是肯定的，那么你很有可能患有失眠症；如果白天很清醒，精神很好，工作状态正常，那么即使前一晚只睡 3 ～ 4 个小时，你的睡眠也是足够的。

看看这些状态你是否存在：早晨起床是否特别困难？是否需要闹钟才能起床？是否会在看电视、看书或者听音乐的过程中不知不觉地睡着？是否周末都会比平时睡得晚？只要肯定的回答超过 2 个，那么说明你睡眠时间不足。

关于问题（10）：小睡、午睡都是短暂的休息，是对夜间睡眠的一种补充，很多人有这个习惯，但有人觉得这个过程会毁掉他们的生活节奏，反而变得疲惫、乏力。

关于问题（11）：倒班工作对那些睡眠质量不好的人来说会非常辛苦，作为医生深有体会。在研究生阶段，我们临床实习常常要去科室值夜班和跟急诊手术，作息时间受到极大的干扰。大多数的夜间都是不能睡觉的，而即使下夜班，白晃晃的阳光和睡眠节律也不能让人好好补上一觉。

关于问题（12）、（13）：睡眠问题的开始往往是因为某个重要时期发生的事件。这样的事件可能是正向、积极、快乐的，也可能是困难、消极、痛苦的。

如果你对问题（14）、（15）的回答是肯定的，那么你可能患有睡眠专家所说的周期性肢体运动。

如果对问题（16）的回答是肯定的，那你可能患有睡眠呼吸暂停综合征。

如果对问题（17）～问题（20）中任一题目的回答是肯定的，那么你可能患上了睡眠专家所说的睡中异常睡眠障碍，这种障碍可以在医生的帮助和治疗下得到缓解。

第二章　每位失眠者应该知道的事

第一节 失眠会危害健康

很多人在面对的工作、学习、生活琐事等，都有过忧虑、担心、紧张、怀疑、恐惧等不良情绪。当我们拖着疲惫不堪的身体终于上床睡觉的时候，这些不良情绪和纷纷扰扰的事情像忘不掉的电影画面一样，一遍一遍地在脑海里循环播放，既无法暂停也无法删除。我也曾有过类似经历。有次在外地参加重要学术会议，需要上台做一次学术汇报，这将决定着课题是否能顺利开展，因此至关重要。我反复检查自己的演示文稿、核对数据信息、模拟演讲答辩情景，直到觉得可以放松入睡的时候，脑子却异常清醒，我记得每一个课题细节，在床上翻来覆去感到非常疲惫，但是浑身肌肉紧绷，思维清晰，丝毫没有困意，直到凌晨才困得不行，浅睡了 3 小时。这晚失眠的经历让我刻骨铭心。

当然，对我来说这样的经历仅仅是一个晚上，但是在生活中有很多朋友会频繁经历这种不好的睡眠体验，几个星期、几个月，甚至几年、几十年。这种长时间的睡眠障碍会对我们的健康、家庭关系、工作、人际交往造成不良影响。试想一下，你本可以出色地完成工作，却因为前一晚的失眠变得浑浑噩噩、头脑昏沉，这样工作效率低下，甚至会引发一系列的失误和后果。在人际交往方面，我们很容易忽略对方的感受而让关系变得紧张，当你长时间处于睡眠障碍状态中，会变得急躁易怒或者情绪低落，让本就紧张的关系更容易出现问题，做出错误的判断和选择，造成无法弥补的后果。

如果把人体看作电池的话，精力充沛时可视为电量满格，我们可以从容不迫地处理各种生活、工作事务。一整天的工作会逐渐消耗我们的“电量”，大家可能因此出现一些不适症状，比如头晕眼花、颈肩酸痛、后背僵硬、下肢水肿、心烦心悸等，但是到了晚上休息时间，如果能及时入睡，进入到充电状态，就可以及时恢复精力。睡眠就是我们的“充电器”，通过这种循环往复地“放电和充电”，以保障我们的日常生活和工作的顺利进行。如果你白天该玩玩、该干干，到了晚上不睡觉、不休息，就像电池多次过量放电而造成不可逆的损伤，在人体就是健康问题。

中医经典名著《黄帝内经·灵枢·口问》提到：“卫气昼日行于阳，夜半则行于阴，阴者主夜，夜主卧……阳气尽，阴气盛，则目瞑；阴气尽而阳气盛，则寤矣。”中医认为，人体本身处于阴阳平衡的状态，日夜之间阴阳相互消长，才有清醒与睡眠的不同状态，入睡与清醒就像自然界里的日升日落一样，阳入于阴即睡眠，阳出于阴即清醒。人体的卫气白天运行在阳经里，为我们白天的劳作提供能量，为抵御外邪提供保护，夜晚回到阴经进行休整，人就会想睡觉，睡眠安稳，则气血充足、五脏调和。想想你要加班、追剧、刷手机、打游戏……就相当于让白天只剩下半格电量的卫气继续工作，卫气能量不足就从“心”那里借一点心血，再从肾那里偷一点肾精来补充电量，刚开始你也觉察不出来，当你发现你想睡却怎么也睡不着的时候，才发现心和肾都电量不足了，这在中医就叫心肾不交。这时除了失眠，还会出现头晕耳鸣、心烦心悸、失眠健忘、腰膝酸软等症状。

很多人一说失眠，就觉得这是一种病，或者是那种特别严重、持续性整夜不能睡的情况。其实不然，看到我们之前讲到睡眠的定义，偶尔无法顺利入睡和暂时性睡眠质量下降的体验，都属于失眠。但这样较轻的症状，可以通过自我调整或用一些简单的医疗方法迅速改善。但是如果你因此而忽视了慢性失眠的危害和潜伏性放任不管，那就有可能导致症状越来越严重。

根据中国睡眠研究会等机构发布的最新《2022 中国国民健康睡眠白

皮书》（以下简称《白皮书》）调查显示，近 3/4 的受访者曾有睡眠困扰，入睡困难成为头号问题。其中一线城市居民睡觉时间明显晚于三线及以下的城市居民，而在平均睡眠时长上，一线城市居民也落后于三线城市居民，二线城市中感觉自己睡眠质量不好的人群比例则显著高于其他城市。近年来，失眠的群体整体向着年轻化发展，“睡不好觉”的年轻人越来越多。《白皮书》显示，青少年群体的睡眠也有着很大的问题，高中生的平均睡眠时间仅为 6.5 小时，初中生的睡眠时间平均为 7.48 小时，小学生的平均睡眠时间则为 7.65 小时。而在更早期由中国睡眠研究会发布的《2017 中国青年睡眠指数白皮书》中显示，多达 93.8% 的人会在睡前与电子产品“难舍难分”，有 76% 的人认为，睡个好觉真的是件难事。长期的失眠可能会导致患者注意力、记忆力等认知功能水平下降，更会增加高血压、抑郁症的患病风险，这也使得失眠越来越被引起重视。

睡不够，这是一种非常值得关注的状态。当你意识到自己睡不够的时候，证明睡眠障碍对你身体的损伤正在逐步累加，以至于你自己开始有了警觉意识。很多人，尤其是年轻人欠下了很多“睡眠债”，他们觉得每天晚睡 2 ～ 3 小时没什么，但是研究发现，长期睡眠不规律、睡眠时间不足的人体力恢复能力会变得缓慢，而且会造成免疫力下降，更容易患上传染性疾病。我们的身体如同一块电池，免疫系统只有在电量满格时才能充分发挥作用，如果身体总是“电量不足”，那势必要出问题。更有研究表明，癌症的发生和睡眠时间缺乏、节律变化有密切联系。

当我们对睡眠了解得越多，就能明白睡眠对我们的健康和整体生活质量是多么重要。

每个人都希望成为自己身体的主人，想睡的时候睡得着，想清醒的时候能清醒。一旦身体不能听从我们自己的意愿或发出的指令，那我们就会陷入慌乱。找到偷走睡眠的“小偷”是非常重要的，这可能来源于我们的心理问题，如烦躁、焦虑、抑郁等不良情绪；也可能是我们身体原因诱发的，如肩关节周围炎患者肩关节周围的疼痛常在夜间异常明显，因此而难以入睡，颈椎病、急性腰扭伤、胃肠不适等疾病带来的不适都会间接成为“睡眠小偷”；不良的睡前习惯也会影响睡眠质量，回想一下你是不是总是要刷一会儿手机、看一下今天的新闻才能够安心睡觉，而这些睡前活动却偷走了你的睡眠时间；还有可能是我们的生活方式，如需要倒夜班的工作、经常出差倒时差等；最后还有遗传因素，有些失眠可能会呈现家族性，但是这种情况非常少，更多时候我们把失眠当作个体出现的症状来思考。以上问题是生活中最常见的诱发失眠的原因。我们必须以积极的态度和行动来发现问题本质，从而解决问题。

当睡眠质量不如愿，没有达到我们的预期时，我们会放大失眠带来的痛苦和影响，却忽视导致失眠的原因，这是不利于改善睡眠的。

认真回想自己的生活和睡眠状态，诚实分析自己，填写下面针对心理、躯体、生活方式、睡眠习惯等方面的题目，你会发现，引起失眠的因素其实可能是很常见的小事。例如，可能是你想睡觉时突然打来的一通电话，也可能是你家楼下路过的摩托车轰鸣声；可能是某一次喝了一杯咖啡因饮料，也可能是枕头和床垫并不适合你。不过，大部分慢性失眠都是多种因素共同作用引起的。你可以把影响自己睡眠的原因都罗列出来，找到关键因素，分析并着手制订详细的睡眠计划。

第二节　心理状况测试

在流行病学研究和团队临床经验中，可以清晰地把失眠和心理问题建立起联系，中医讲情志致病，这个情志就是心理问题。很多时候生活并不是一帆风顺的，我们或多或少会有焦虑、抑郁、紧张压力等不良情绪。

健康的情绪是平和舒畅的，面对事情的发生能够泰然自若，平心静气地思考和处理。但是当情绪出现“太过”“不及”的时候，我们的情绪就会如同坐上过山车一样有起伏，视角也会随之改变，生活节奏和规律的稳态很容易被打破。在这里要注意，我们提出的心理问题，并不代表心理疾病，如躁狂症、双相情感障碍等，这样的问题属于疾病带来的继发影响。

情绪的能量就好像一个气球，当我们情绪“太过”或“不及”的时候，气球也随之收放。情绪“太过”就是紧张、焦虑、急躁这种偏向亢盛的类型；情绪“不及”就是抑郁、缺乏兴趣、厌恶这种偏向低沉的类型。出现了情绪的偏颇，我们的身体也会受到影响。情绪“太过”往往更容易出现难以入睡、睡梦中觉醒、无法再次入睡等症状；情绪“不及”则常可导致睡眠时间缩短、过早醒来、醒来时浑身乏力酸痛。

但是这种变化并不是突然出现的，我们很多时候都是在不知不觉中受到心理问题的困扰，而且很多人并不愿意承认自己有情绪或者心理方面的问题。当你出现睡眠问题时，首先要先停下来想一想最近自己是否情绪波动较大，是否周围的好友亲人温馨提醒过自己要接受心理帮助，大家要学会接受周围的信息，来认清和分析自己的真实状态。

认真填写下面的问卷，看看自己是否有情绪“太过”或“不及”。

一、抑郁问卷

（1）你是否经常无故地伤心，且不能自拔？

（2）对于未来，你是否很悲观或失望，感到未来没有希望，且不会有好转？

（3）你是否感觉自己是个总让别人失望的人（父母、丈夫、妻子或孩子）？你对自己是否也很失望？

（4）大多数时间，你是否都会感到不满或无聊，而且以往让自己满足的事也不再能满足自己？

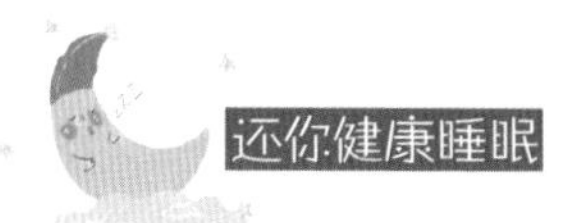

（5）你是否大部分时间都觉得很糟糕或没有价值？

（6）大多数情况下，你是否会将事情的失败归结为自己的原因？

（7）你是否有过伤害自己甚至自杀的念头，或者觉得如果自己死了会更好？

（8）你是否经常哭泣？

（9）你现在是否比以往更容易被激怒？

（10）你对其他人是否失去了兴趣或对他们毫无感觉？

（11）你现在是否比以往需要更多的帮助才能做出决定？

（12）你是否不再在意自己的形象？

（13）糟糕的情绪是否会影响你的工作？

（14）你每天早上是否比平常早醒一个或几个小时，且难以再入睡？

（15）你是否会莫名其妙地感到累？

（16）你的胃口是否变得不好或毫无节制地进食？

（17）你对性是否失去了兴趣？

（18）你是否早上感觉最为糟糕，晚上感觉好一些？

（19）以往很简单的事情，你现在是否感到难以完成？例如，家务活或某些工作任务。

（20）你的某位近亲是否有因为抑郁入院的经历？

通过上面的问卷，大家可以对自己是否处于抑郁状态做出初步判断。如果你选择回答“是”的问题数量为 4 个或更多，那就要考虑你正处于抑郁状态，或是有抑郁症的倾向；如果你选择回答“是”的问题数量为 6 个或更多，那提示你可能已经有了轻度抑郁症的表现，需要到心理咨询机构或医生处寻求帮助。大家不要忽略抑郁情绪带来的负面影响，往往影响睡眠问题的就是这些不良情绪。

我在门诊中会遇到一些患者不愿意面对自己客观存在的情绪问题。他们更愿意去把坏情绪当作失眠带来的后果。这样的说法从医学上是成立

的，的确失眠会让我们的不良情绪得到明显放大，但是仔细想一想，是自己不良情绪先出现的还是失眠症状先出现的，就一目了然了。当我们正遭遇着身体－心理问题的恶性循环时，一定不要选择忽略，勇敢面对自己，把问题摆在桌面上往往会有更直观的效果。

在此分享一个案例。金阿姨是朝鲜族中年女性，63 岁（目前对中老年人的分界线并没有严格规定，在门诊中，我更倾向于把 65 岁当作中老年的分界年龄），是一位企业主管。金阿姨遇事冷静，为人处事干脆利落，是女强人，同龄人中的偶像。来到门诊时已经失眠 3 个月了，她怎么也想不明白有什么值得失眠的。她总是乐呵呵地跟我说着自己年轻时的辉煌故事，仿佛现在仍能掌握、把控生活中的一切，而且还觉得自己对身边人奉献了这么多，应该值得获得大家的尊敬，甚至服从。金阿姨描述自己的情况时提到，3 个月前与儿子商量完他的婚事之后，当晚开始失眠，难以入睡，即使睡着了也只能维持 3 小时，每天特别困倦，感觉自己有些力不从心，但自己一直是个充满干劲的人，不禁从心里产生了落差。当笔者问及她与儿子讨论的婚事结果时，发现了金阿姨失眠的根源。

金阿姨 60 岁时退休，过上了本以为很轻松惬意的晚年生活。她的儿子结婚比较晚，今年才开始筹备婚礼事宜，但是很多婚礼的细节和流程并不是很顺金阿姨的心思，但是碍于面子，她也不愿过多要求和干涉，有很多问题自己憋在心里，形成了心结。每到晚上就开始胡思乱想，总是想不明白为什么儿子、儿媳不能理解自己，参考自己的想法来办事。

金阿姨的年龄属于更年期，又刚刚退休，还未能适应平静赋闲的生活节奏，突然发现很多事情不在自己的把控范围内了，儿子也不能按照自己的意愿去办事，这些都让她感觉自己的生活越来越失去了控制，觉得自己真的是老了，没有能力了，但是自己又不想让别人看出来，所以只能白天笑对大家，晚上才是属于自己失落的空间。她服用了 2 个月的安眠药物，并不能真正改善这种情况。笔者与金阿姨坦诚地聊了聊，打开了她的心结，又进行了2个月的推拿、针灸、导引治疗，金阿姨在没有服用安眠药物的情况下顺利地解决了失眠的问题。

面对失眠，我们应该做的是抓住真正的问题，发现潜在的危险因素，心理问题往往隐藏得比较深，需要我们自己有意识地去感知、关心自己。

二、焦虑问卷

（1）你是否经常无缘无故地感到不安、易怒或紧张？

（2）你的心脏是否经常不受控制地狂跳？

（3）你的双手是否经常出汗，黏糊糊的或异常冰冷？

（4）你是否经常感到喉咙堵住？

（5）你是否很难慢下来或者放松？

（6）你是否经常感到不安全或焦虑？

（7）你是否经常感到心神不宁？

（8）你是否会担心自己说的话伤害到别人？

（9）你是否经常莫名其妙地觉得很累？

（10）你是否很容易担忧，即使是那些自己很清楚不重要的事情？

（11）你是否正在担心有什么灾祸发生？

（12）你是否经常感到紧张、惊慌或无所适从？

（13）你是否很难集中精神或突然觉得大脑一片空白？

（14）你是否比其他人更容易担心未来？

上面的14个问题，从各个角度来了解自己的焦虑状态。如果你选择回答“是”的问题数量为3个或更多，那就要考虑你正处于焦虑状态；如果你选择回答“是”的问题数量为5个或更多，那提示着你可能已经有了焦虑的表现，需要到心理咨询机构或医生处寻求帮助。

焦虑在中医的认识里属于情绪“太过”，什么事都着急，什么事情都往前赶，什么事情都往前想。对真正要发生的事情做好提前准备叫打好

“提前量”，但是如果事情八字还没一撇，就开始担心这个事情的种种困难与后果，那就属于“杞人忧天”，也就是“太过”。焦虑的患者往往每天都是急躁、紧张、窘迫的，他们不允许计划外的情况突然发生，害怕未出现的困难，每天执着于准备和收拾以应对内心的不安和妄想。如果你发现自己总是有肩颈部的酸痛、背部的拘挛感、两胁肋部的束缚感、大腿内侧的紧绷感，排除疾病因素外，这些都是身体在给你发送信号，提示情绪有些过度紧张焦虑了。如果你的失眠以入睡困难、梦多、易惊醒为主要症状，那就要想一想是从什么时候开始的，是否自己很早之前出现过类似的焦虑情绪。

从临床来看，与生理、疾病、药物及饮食因素有关的失眠病例数量远远少于与心理因素有关的病例数量。归纳总结，目前有 6 类常见的心理活动影响睡眠。

（1）担心失眠：许多失眠患者都有“失眠期特性焦虑”，晚上一上床就担心睡不着，或是尽力让自己快入睡，结果适得其反。人的大脑皮层的高级神经活动有兴奋与抑制两个过程。白天时脑细胞处于兴奋状态。工作一天后，就需要休整，进入抑制状态而睡眠，待休整一夜后，又自然转为清醒。大脑皮层的兴奋与抑制相互协调，交替形成周而复始的睡眠节律。“怕失眠，想入睡”，本意是想睡，但“怕失眠，想入睡”的思想本身是脑细胞的兴奋过程，因此，越怕失眠，越想入睡，脑细胞就越兴奋，故而就更加失眠。

（2）担心做梦：有的人认为做梦就是睡眠不佳的表现，甚至认为多梦就是失眠。其实，研究已证明，做梦不仅是一种正常的心理现象，而且是大脑的一种工作方式，在梦中重演白天的经历，有助于记忆，并把无用的信息清理掉。做梦本身对人体并无害处，过于担心这个问题反而会造成心理负担，影响睡眠。

（3）自责：有些人因为一次过失，感到内疚自责，在脑子里重演过失

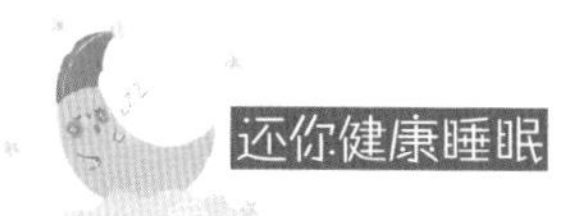

事件，并懊悔自己当初没有妥善处理。白天由于事情多，自责、懊悔情绪稍轻，到夜晚则“徘徊”在自责、懊悔的幻想与兴奋中，久久难眠。

（4）兴奋：大家可能在生活中经历过，期待某人或做某事而担心睡过头误事而常出现早醒。例如，有位“三班倒”的网站管理员，由于上大夜班（夜里 12 点上班），常在晚上 7 点睡觉，因害怕迟到，睡得不踏实，常常仅睡 1 ～ 2 小时就被惊醒，久之便成了早醒患者。还有的人在晋升、职称评定、重要考试等事件期间也处于兴奋状态，难以入睡。

（5）童年创伤：有的人由于童年时受到丧失父母、恐吓、重罚等创伤的影响，出现了怕黑夜而不能入睡的现象，虽然随着年龄增长逐渐好转，但成年后由于受到某种类似童年时的创伤性刺激，就会使当年的情景再现，导致失眠。

（6）思虑过甚：有的人受到突发事件刺激后，不能做出正确的反应，手足无措，不知如何是好，以致晚上睡觉时也瞻前顾后，左思右想，但始终处于进退维谷、举棋不定的焦虑状态。

三、医学问卷

近些年，心身医学渐渐走入大众视野，越来越多的人开始关注心身共患疾病。往往身体存在的疾病或服用的药物、采取的治疗方案会直接影响我们的精神状态，引起失眠。通过回答下面的问题，可以让大家大致了解有哪些医学原因会引起失眠。

（1）你是否患有过敏、鼻塞或咳嗽，在夜晚会影响你的睡眠？

（2）你是否患有关节炎、背痛或其他部位痛让你睡不着？

（3）你是否经常因为吃得太多、食管裂孔疝或其他原因而消化不良？

（4）你是否有其他病症导致失眠？

（5）你是否在服用含咖啡因、麻黄碱或安非他命的药物？

如果你对其中任何一个问题的回答为“是”，都提示着它可能是导致你失眠的原因。

四、生活习惯问卷

（1）工作或家庭是否带给你很大的压力?

（2）你吸烟吗?

（3）下午或晚上的时候，你是否喝咖啡、茶或者可乐?

（4）你平均每天会喝多于两杯的白酒、啤酒或者烈性酒吗?

（5）你是否滥用镇静剂?

（6）你每周的运动次数是否少于 2 次?

（7）你每天的工作时间是否经常多于 10 小时，或每周工作时间多于 6 天?

（8）你是否总是很认真严肃，没有一件事情是为了乐趣才做的?

（9）你每年的假期是否少于 2 周?

（10）与家人、朋友或同事的关系是否有令你不满意的，或在某个重要关系中让你觉得有压力?

（11）你是否不满意，或感到很无聊，或陷入一种无望的境地?

上述这些问题反映的是你目前是处于一个健康的生活状态，如果任一问题回答为“是”，提示这个问题可能会诱发你失眠。健康的生活习惯能像充电器一样，给我们充足的电量储备，但是一旦坏习惯出现，身体的电量出现了亏损，就会出现失眠。每个人都有自己的生活节奏，可能在不同的年龄段会稍有不同，年轻人 35 岁之前都还是精力充沛，还能熬夜加班工作，但是在门诊上不止一次听到，人到中年，身不由己，想熬夜都熬不动，想睡也睡不着，不断受着睡眠问题的折磨。就像一辆汽车，发动机到了一定功率、开到一定的里程、零件磨损到一定程度，一定要慢下来，做一次保养，做一次检修。没有人能开足马力走完整段人生路，劳逸结合永远适用。

当我们处于复杂的人际交往关系中，往往会影响心理状态，产生抑郁、焦虑等不良情绪，干扰正常生活。记得上学时有个师妹因为失眠咨询笔者，当她在高中时品学兼优，有很多知心朋友相伴左右，工作之后，发现办公室就像是小社会，很多问题复杂到她想都想不明白，她本身就是技术岗位，是人际交往方面的“小白”，做不到如鱼得水、得心应手。她不知道该怎么与比她经验丰富的人建立联系，总是被人际关系困扰，甚至失去社交的信心。对于师妹这种情况，不能一味地用安眠药物来解决失眠问题，她的问题出现在人际交往方面，这是社交关系的问题。笔者建议她多参加一些团体类社会活动，如参加展览、音乐会、话剧演出等能产生共情和交流的场合，慢慢适应与人的沟通、与社会环境的沟通。3个月过去了，她反馈自己慢慢打开了心门，逐渐融入社会正常的交往中，失眠的情况也渐渐好转了。

第三节　你如何看待睡眠?

一、观念和态度问卷

你觉得以下的陈述是否正确?

（1）每天晚上我需要8小时的睡眠来恢复体力。

（2）如果晚上我没有睡够一定的时间，第二天我会用小睡弥补。

（3）如果有两三个晚上没有睡觉的话，我担心自己会精神崩溃。

（4）如果在床上的时间更长，我就能睡得更久，这样第二天感觉就会好一些。

（5）如果入睡有困难，那么最好的方法就是待在床上，想方设法让自己睡着。

（6）如果第一天晚上没有睡好，我知道自己第二天肯定不能有效地工作。

（7）如果白天我感到易怒、沮丧或者焦虑，我知道那是前一天晚上没有睡好的缘故。

（8）我自己无法克服失眠所带来的负面影响。

（9）对于夜晚不停出现的思维我不知所措，毫无办法。

（10）除非我能够克服失眠，否则我无法享受生活并且有所建树。

上面的10个问题是需要大家思考之后作答的，这关系到你对睡眠的观念和态度问题。其实这些问题都是错误的观念，如果有这些先入为主的想法会让我们变得焦躁不安或者更加紧张，反而影响到我们的睡眠质量。如果你符合上面的1条或者更多的描述，提示着你需要调整自己对睡眠的理解和期待，有一些正确的观念和常识需要去学习，请重新阅读第一章节，你会发现真正的睡眠和自己所想象、所追求的睡眠是有差异的。降低对睡眠的期望值，合理地评估自己的生活与睡眠，才能找到平衡点和最佳方案。

二、睡眠保健问卷

（1）在准备上床之前，你是否经常感到忧虑、焦虑或者恐惧?

（2）你是否在床上吵过架，又或者床成了不满意的性关系象征?

（3）你是否有闹钟?在半夜醒来时，你是否会非常焦虑地查看时间?

（4）躺在床上时你是否会感到焦虑?

（5）你的睡眠时间是否毫无计划，什么时候上床就什么时候睡或者极其不规律?

（6）沮丧的想法或者第二天的计划是否经常充斥着你的大脑，让你无法入睡?

（7）你是否经常在晚上工作直到睡觉的时间?

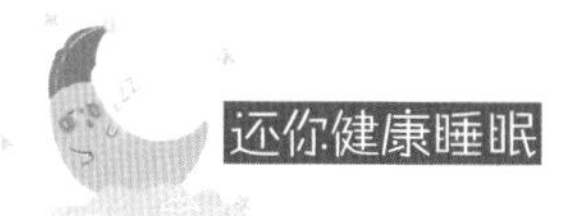

（8）你是否发觉自己总是强迫自己入睡？

（9）你是否在自己的床上总是无法睡好，但是在别的地方就会好一些？

（10）如果睡眠质量对第二天没有影响，如周末前一晚，你是否就会睡得很好？在需要好睡眠的情况下，如第二天有很多工作需要做，你是否反而会失眠？

睡眠习惯因人而异，有好有坏。如果你失眠已经有了一段时间，那么你很有可能在还没有意识到的情况下形成了关于睡眠的某种态度或习惯。这些态度和习惯会让睡眠问题持续下去。

通过上面的问卷和分析，相信你对睡眠已经有了更清晰的认知，失眠原因可能是压力、紧张、抑郁或焦虑等不良情绪；也可能有身体的原因，或者是某种疾病、使用了某种药物，还有可能与的睡眠观念和态度或是生活习惯有关。

小贴士：跟我一起来做一次睡前准备吧！

躺进被窝之前，首先确保你的卧室是一个舒适的、适合睡觉的地方，可以快速地拾掇一下，即便只是把散落的衣物堆放起来。

为第二天制订一个待办事项清单，这样你才能在睡前清空大脑，安然入睡。例如，想好明天要穿什么衣服，把要带的东西统统准备好装进包里，这样一来，明早起来就万事俱备了，这些准备工作有助于你放松大脑，停止思考。

睡前一小时内不要听或浏览任何新闻。

用花草茶或乳类饮品代替睡前饮酒。

确保在一个宁静的环境里入睡，身边没有任何闪烁的或砰砰作响的设备，它们会不断地带给你工作和社交生活的压力。此外，确保卧室的光线尽可能暗。

实施以下五步就寝程序：收拾整理、做皮肤保湿、喝点薄荷茶、做五次深呼吸、看书。随着时间的推移，你的大脑会逐渐把这些活动与睡眠联系起来。

晚安，今晚睡好一点！

第三章　形、神合一改善睡眠

第一节 养护脊柱，保护生命大通道

一、形正神安，才有好睡眠

有的时候我们总会把长期失眠孤立地看作一个精神问题，想着靠一些药物或者好的行为习惯去诱导就能获得良好的睡眠质量。这些方法虽然有一定效果，但并不足以保证每次都能发挥作用。我在门诊中会遇到很多失眠患者，他们都伴随着身体上的痛苦，如颈椎病、腰椎退行性病变、肩关节周围炎、不安腿综合征、糖尿病等。他们并没有将自己本身患有的疾病与睡眠状况联系起来，而且还被反反复复的失眠耗尽了精力。在治疗过程中，我不仅会从内科的角度去调整这些失眠患者的脏腑功能，改善气血生化的根本，还会针对其身体上的一些疾病进行推拿、针刺、针刀治疗，往往伴随着身体症状的消失，他们的睡眠问题也得到了明显改善。

在此分享一个案例。53 岁的陆阿姨在 2020 年 3 月来到门诊，我当时见到她的第一面，就觉得她整个人萎靡不振，面色枯黄、皮肤暗沉，从形体上看，含胸驼背、消瘦，像被乌云笼罩一样，给人非常“低气压”的压抑感。陆阿姨失眠半年多了，晚上根本睡不了一个整觉，一开始的时候仅仅是晚上会有肩颈部的不舒服，总是能让她从睡梦中醒来，但是自己动一动，调整一下枕头还能继续睡。再过了一段时间，进入冬天，整个肩膀就会出现漏风的感觉，就像自己关节骨头缝中有风“嗖嗖嗖”地穿过，而且这个感觉不能通过调整枕头或者穿厚实一点来缓解，自此以后她的睡眠总会因为这个肩颈部漏风的感觉而中断。近 1 个月症状开始加重，虽然白天怎么动都没事，但晚上陆阿姨一有漏风的感觉，就疼得彻骨，肌肉像被撕扯一样，现在都害怕睡觉，怕夜里被疼醒。我经过详细分析和诊断，与陆阿姨交代清楚，她不仅仅是失眠问题，还存在颈椎病和肩周炎，属于“形”与“神”同时出现了问题，需要同时调整。

中医里把神与形的关系描述为“神为形之主，形为神之宅”。《黄帝内经·素问》中提到“气合而有形”“阳化气，阴成形”，“形乎形，目冥冥，问其所病，索之与经，惠然在前，按之不得，不知其情，故曰形”。从广义来看，“形”囊括天地间万事万物，是物质及其表象，也是古人认识世界的基础；从狭义来看，“形”，即人体有形之躯，包括皮、脉、筋、骨、肉等。何谓“神”？《黄帝内经·素问》说“生之来谓之精，两精相搏谓之神”，由此可知，“神”由“精”所化。

《黄帝内经》中说“夫精者，身之本也”，“精”是构成生命的精微物质。广义来说，“神”是人体生命活动形象的总称；谈及“藏象理论”，提到“心主神明”，古人多认为“神”出自心，心又为“君主之官”，是人体思维意识活动的中心，因此，“神”又有人的精神活动之意，包括意识、思维、情志等，而心，也被后世医家称为“狭义之神”。简而言之，我们这一身的骨骼肌肉为什么能够参与到生活工作中呢，是因为有“神”的统领，这里的神包括了我们思维、情绪、精神等。万事万物皆由“气”所化生而成，“形”即“神”之所在。“无神则形不可活，无形则神无以生。”强调了形神一体，不可分离。

假设我们的身体是艘帆船，那么帆船航行的方向就需要由船长来掌舵，船长就是“神”，而船就是“形”。光是有好船长，没有坚实耐用抵抗风暴的船体是达不到目的地的，同样，光有一艘威猛战舰，没有坚决果敢的船长，也无法乘风破浪。两者互相依存、互相成就。

如果“神”休养得好，就能为第二天储备精力，让身体损伤的地方得到有效的修复；休息得不好，第二天就没精神。如果“形”功能完整、结构正常，我们的身体就不会有太过的运作、行为，不至于影响到“神”，通过“养形”而“养神”来消除疲惫感。陆阿姨的问题就在于，本来是“形”的问题——颈椎病、肩周炎，但这两种病不仅带来了明显的疼痛感，还影响了陆阿姨的精神状态，持续不断的疼痛和感觉障碍使她精神紧绷。当陆阿姨没有及时治疗时，症状出现加重，随之而来的是睡眠中断次数的增加、睡眠质量的下降，身体的恢复能力下降，整体的身体功能受限，“神”慢慢开始出现不足，整个人会精神不振、愁苦哀叹。没有足够的精力去治疗和康复，让病邪有了加重的可乘之机。当清楚陆阿姨身上问题的主与次、标与本之后，失眠问题自然就迎刃而解了。

通过陆阿姨的情况，我们开始逐渐地探索“形与神”的问题，慢慢将门诊影响睡眠常见的身体问题进行总结，并尝试找到大家在家就能缓解失眠的方法。

二、脊柱是生命的大通道

脊柱是我们身体的大通道，承载了太多的功能与信息。从力学角度来理解脊柱，身体是一间房子，那么脊柱就是房梁，是支撑起整栋房屋的结构；如果人体是航行在大海上的帆船，那脊柱就是立在船体的桅杆。脊柱分为颈椎、胸椎、腰椎、骶椎、尾椎，肌肉与韧带附着其上，血管与神经穿行其间，脊髓深藏其中。

很多时候我们去理解衰老，大多数人都会想到容颜改变，但真正的衰老不是随着眼角第一道皱纹、鬓间第一根白发出现才开始的。科学研究发现，身体柔韧性的减弱才是人体衰老的第一征兆，而身体的柔韧性减弱多源于脊柱的退行性改变。当脊柱周围的组织（肌肉、韧带、关节囊等）开始变得僵化，“大筋变短，小筋变粗”，我们身体的灵活度一点一点地消失。试想一下我们 18 岁时的腰椎活动范围和现在是否还一样？你早晨起床之后是否出现过腰部的酸痛不适？是不是工作到下午傍晚时分，尤其临近下班时间，颈肩部的酸痛感越是强烈？这些小细节都在提示我们，

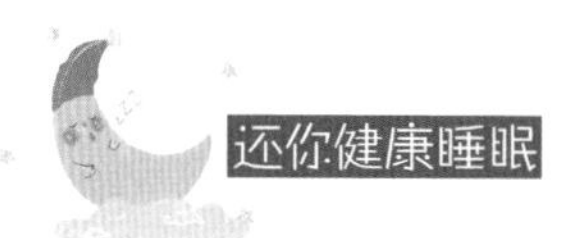

我们的脊柱正在逐渐出现退变，我们也正在慢慢衰老。

关于脊柱的重要性，相信大家都能说出一两点，但是我们可能从没有系统地思考过或罗列出它的重要功能。要知道人类有近 85%的疾病来源于脊柱，全世界有 70% 的人处于“亚健康”状态，而且主要根源就在脊柱。相关调查统计显示，在我国中年人群中，97% 有脊柱疾病，40 岁以下的人群中，40% 以上有脊柱相关的各种疾病。对脊柱疾病及相关疾病，我们真的应再次审视且重视起来！

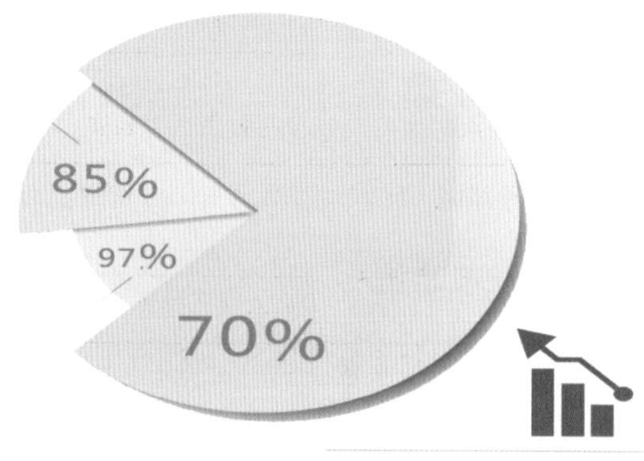

谈到脊柱相关疾病，我们总是听到诸如颈椎病、落枕、胸椎小关节紊乱症、腰肌劳损、腰椎间盘突出症、腰椎管狭窄症、马尾神经损伤等病名。这些都是属于广义概念上的脊柱相关疾病，即由脊柱及周围软组织力学失衡引起的疾病。但脊柱相关疾病发生在我们身上的时候，不仅涉及大家所熟悉的颈、肩、腰、腿痛，还涉及循环、呼吸、消化、神经、内分泌、免疫等系统的多种病症，即狭义的脊柱相关疾病。

不同的脊柱节段有神经支配的相关组织器官，通过中枢神经系统的调控，各个组织器官开始协调配合，进行全身的代谢循环。中医范畴中的督脉、任脉、冲脉，就是围绕着脊柱进行相关的功能调控，全身的经络气血都和这 3 条经脉产生紧密联系。

颈椎异常引起的肢体、内脏病症对照表

肢体病症	颈椎病、颈肩臂痛、手臂麻木
内脏病症	头痛、头晕、耳鸣、耳聋、脑供血不足、睡眠障碍、颈性视力障碍、眼痛、嗅觉异常、过敏性鼻炎、慢性咽炎、咽部异物感、哮喘、颈性类冠心病、颈性心律失常、血压异常、发声嘶哑、排汗异常

胸椎异常引起的肢体、内脏病症对照表

肢体病症	胸痛、背痛、背部沉重感
内脏病症	胸闷气短、哮喘、类冠心病（心绞痛）、消化不良、胃炎、胃溃疡、胆囊炎、慢性胰腺炎、糖尿病、肾功能障碍

腰椎异常引起的肢体、内脏病症对照表

肢体病症	腰痛、腿痛、臀部痛、腿麻、腰肌劳损、腰椎间盘突出症、腰椎骨质增生、下肢沉重
内脏病症	便秘、结肠炎、腹痛、腹泻、月经不调、尿失禁、小儿遗尿、阳痿、痛经

看到这儿你可能不禁有个疑惑：脊柱不就是肉包骨头，怎么好像全身的病都跟它有关系？这就要从脊柱的组成和结构上来找找道理了。

脊柱的组成：脊柱由 26 块脊椎骨合成，即 24 块椎骨（颈椎 7 块、胸椎 12 块、腰椎 5 块）、1 块骶骨、1 块尾骨。

脊柱的长度，3/4 由椎体构成，1/4 由椎间盘构成。当我们慢慢衰老、脊柱退行性病变的时候，会出现驼背，很多老年人都说自己“缩水”了，没有年轻的时候高了，这其实就是脊柱的退行性改变带来的变化。我们脊柱的椎体是椎骨负重的主要部分，内部充满松质，表面是较薄的密质。两个椎体之间的缓冲垫，即椎间盘极富有弹性，因此能使其下部椎体所承受的压力均等，起到缓冲外力的作用，保护脊柱和头部。

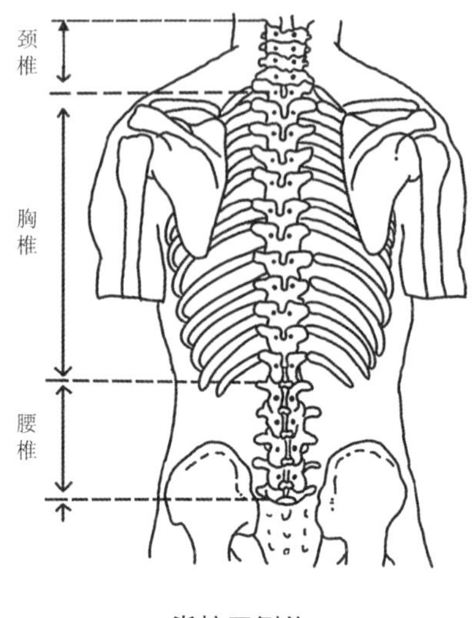

脊柱正侧位

主要韧带：前纵韧带、后纵韧带、黄韧带、棘上韧带、棘间韧带、项韧带。

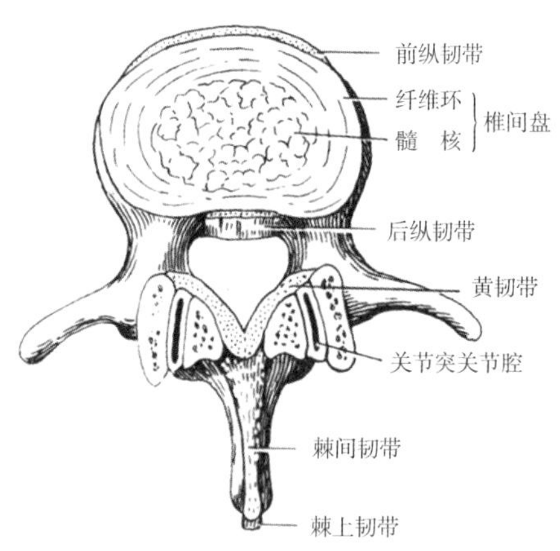

除颈椎最上端的寰枢椎之间外，颈椎其余几个椎骨间的连接基本上是一样的，椎体间有椎间盘相连，椎体前面有前纵韧带，椎体后面有后纵

韧带，各个椎板间有黄韧带，在棘突间有棘间韧带，棘突上有棘上韧带。借助这些椎间盘和韧带牢固地将颈椎骨连接起来，这些韧带的作用是限制颈椎的过度活动，增强颈椎的稳定性。

前纵韧带是人体最长的韧带，厚而宽，较坚韧。上面附着于寰椎的前结节，下端止于第1骶椎或第2骶椎的前面。前纵韧带的弹性和张力很大，当脊柱前屈受到挤压时能保持形状不变，而且在脊柱后伸时，能充分限制脊柱的过伸活动。同时，在颈部能对抗头颅的重量，增强颈椎的稳定性。后纵韧带较细长，虽然也比较坚韧，但其强度比前纵韧带要差一些，位于椎体的后方、椎管的前壁。后纵韧带在颈部较宽，其中间部分较厚而坚韧，能限制颈椎间盘向后突出，但侧面部分较为薄弱，故颈椎间盘突出多发生在后外侧。

椎板间的韧带称为椎板间韧带，又称为黄韧带。正常的黄韧带具有良好的弹性。在脊柱伸屈时并不变形，脊柱后伸时也不出现皱褶，但当黄韧带发生变性而增厚及纤维化时，由于弹性减退，脊柱后伸时可以发生皱褶而突入椎管内，有时可以达到椎管前后径的30%，以致压迫脊髓引起脊髓损害。

各棘突之间有棘上韧带和棘间韧带使其相互连接。棘上韧带位于浅层，棘间韧带位于深层。人类由于站立行走，颈椎的棘上韧带特别发达，称为项韧带。项韧带是三角形的弹性纤维膜，其三角形的底面向上附着于枕骨的枕后隆突，尖端向下移行于棘上韧带，其前缘与寰椎后结节及以下的各个颈椎的棘突相连接。项韧带有协助颈项部肌肉支持头颈的作用，并有对抗颈椎屈曲的作用，以保持颈椎挺直。当颈椎间盘发生退行性变，出现节段不稳定时，与该节段水平相当的项韧带可以发生钙化，从侧位X线上可以看到相应节段项韧带的钙化影。

脊椎的骨骼和韧带维持了颈椎最基本的稳定性，像钢筋混凝土一样，先有了承重结构。椎动脉和神经穿行在由骨骼和韧带组成的孔隙中，椎

动脉在椎体两侧的椎动脉孔中穿行，神经由脊髓分出后从椎间孔向两侧延伸。

三、脊柱是生命稳定和安全的基础

脊柱存在 4 个生理弯曲，使脊柱如同一张弓，或是一个弹簧，其伸缩延展的特性能增加缓冲震荡的能力，加强姿势的稳定性。相邻椎体间的椎间盘也可吸收震荡，保护头颅和脊柱。由脊柱参与组成的胸廓和骨盆，对保护胸腔和盆腔脏器起到重要作用。脊柱能为我们的身体提供支持和保护，通过肌肉、骨骼等运动系统组织配合发挥出强大的运动功能。虽然每一节段的脊柱都很小，相邻椎骨间的运动范围很小，但当它们组成脊柱的时候，运动范围会累积在一起，形成较大幅度灵活的运动。其主要运动方式为屈伸、侧屈、旋转和环转等。

当我们分析脊柱相关疾病的时候要注意从三个角度去寻找病因。首先，是生理因素。我们每个人都面临着生理发育带来的成长和衰老，随着年龄的增加和活动量的增加，我们的椎体会产生磨损，椎间盘会慢慢萎缩退化。这将让我们脊柱的稳定性慢慢降低。其次，是生活因素。当我们从事一些生活及生产劳动时，其劳累和动作会让我们的肌肉和韧带产生损伤，久而久之肌肉变得越来越僵硬，缺乏延展性，不能够有效收缩做功，也就出现了我们有些动作不能够自如地完成。例如，很多有慢性腰肌劳损的人早晨弯腰洗脸这个动作不能时间太长，起身时需要扶着腰部才能直立，腰部的酸痛感明显。这就是腰椎周围肌肉与韧带慢慢退化导致的延展性的变化。我们的脊柱慢慢会变得“稳定”，但是其代价却是肌肉和韧带的退变，大筋变短，小筋变粗，牺牲了灵活度，脊柱因此而慢慢变得僵硬。最后，是病理因素。外伤、不正确的姿势、风寒湿邪等都可致脊柱畸形和退化，如果你曾经历过几次腰痛，那这些因素有可能会再次诱发疼痛。

此外，我们每个人的先天禀赋都不一样，有些人因为遗传基因异常先天存在脊柱畸形或发育障碍，这也是常见的脊柱疾病病因。

这么多的脊柱相关疾病有哪些会影响到我们的睡眠呢？

（一）颈椎问题与失眠

失眠大多与脑供血有关，当供血不足、脑功能失常时，作为神经指挥中心的脑神经中枢功能偏弱，也就是我们所说的神经衰弱。

脑供血的两条颈动脉都在颈椎边，其中椎动脉穿行颈椎横突孔，经枕骨大孔上升到颅内后，两条椎动脉在脑桥下缘汇合在一起，形成一条粗大的基底动脉，即我们通常所称的椎基底动脉系统。

颈椎的错位或任何曲度病变，都将压迫到颈动脉或椎动脉，导致血液流通不畅。如果你同时有失眠和颈椎病，那么颈椎病很有可能是失眠的“罪魁祸首”。

（二）胸椎问题与失眠

身体的供血与心脏有关，如果心脏功能弱，就不能很好地为全身供血，位于人体最高处的大脑供血自然也会受到影响。

研究表明，含胸驼背、脊柱侧弯人群，由于心脏被胸椎压迫，心脏功能出现问题的可能性较正常体态人群概率要大。因此，如果有失眠同时又有含胸驼背的不良体态，那么胸椎问题可能是造成失眠的原因之一。

我们常说“胃不和则卧不安”，晚饭吃得过晚、过饱等都会影响睡眠。如果是偶尔因胃胀、不消化而影响睡眠，属于暂时现象，不会长期失眠；如果因“脾胃不和”而长期失眠，那么这个“脾胃不和”一定不与饮食有关，而是脾胃本身功能上出了问题。胸椎的变形、侧弯会刺激脊神经，相应节段脊神经受刺激造成消化功能紊乱，可导致长期的“脾胃不和”。如果你同时具有失眠和脊柱侧弯问题，则要考虑是不是因胸椎问题而引起的长期失眠。

（三）腰椎问题与失眠

腰椎是脊柱主要的承重部位，也是身体活动量最大的部位。生活中不管是久坐伏案的上班族，还是负重操劳的体力劳动者，抑或脊柱退化的中老年人，都有可能因腰椎问题而感受到刻骨铭心的疼痛。腰部的退变先从腰肌劳损开始，腰部逐渐失去力量，稳定性下降。腰椎周围的韧带、小关节长期受到不平衡力的拉扯，变得伤痕累累，最终椎间盘受到挤压，对周围的神经、血管、椎管产生压迫和刺激，诱发一系列疼痛及神经根刺激症状（放射性疼痛、麻木、肌肉萎缩）。这一系列脊柱退变的过程都能让我们的睡眠受到干扰，从而影响睡眠质量。

生活中绝大部分脊柱病（颈椎、胸椎、腰椎）都和脊椎稳定性下降、曲度改变有关。因此，与脊柱问题相关的失眠问题康复的前提是，放松脊柱周围的软组织，恢复脊柱自然曲度，让脊柱之“形”恢复正常，让睡眠之“神”安稳平和。

第二节　纠正不良体态，让身体放松下来

一、你的颈椎还好吗

现代社会有着太多容易让我们的颈椎受到伤害的因素，手机、电脑的广泛使用，使人长期处于不良姿势，往往会伤害颈椎，最常出现颈背疼痛、上肢无力、手指发麻、头晕头痛、恶心呕吐，甚至视物模糊、心动过速、吞咽困难、失眠等症状。我们日常该怎样去预防颈椎病？出现了这些症状又该怎么去缓解呢？

（一）颈椎病的自测

要判断自己到底有没有患颈椎病，可以先做个简单的自我检测：①颈背怕冷，颈部酸痛，自觉颈部或后背特别怕冷，有种发紧感，甚至牵扯僵硬感；②项部疼痛时，手臂或手指也出现疼痛或麻木症状；③闭上眼睛，左右缓慢旋转头部，有颈椎部疼痛、头晕或偏头痛的症状；④脖子经常性疼痛，上肢或下肢乏力，手握拳，然后完全伸展开，10 秒做不到 20 次；⑤长时间低头会出现头晕、恶心、视物旋转等；⑥对枕头和睡眠环境要求非常高，稍不注意就容易落枕。

如果偶尔出现以上症状就要小心了，颈椎病正悄悄地靠近你；如果经常出现以上症状，或者出现上述症状中的 2 ～ 3 项，你很可能就已经是颈椎病患者了。

有人不在乎上面提到的不适，觉得颈椎病不能引起多大问题。颈椎对人体来说非常重要，它是连接头部和身体的唯一通道，颈椎中的神经、血管、脊髓哪一部分出现问题都会危害到我们的生命安全。

颈椎是整个脊柱中最脆弱，却最灵活、活动率最高的椎体。在生活中，不论是坐卧行走，还是左顾右盼，抑或俯仰屈伸都离不开颈椎。中医认为，头为诸阳之会，而身体上属阳的经络，必须通过颈椎才能到达头部。颈椎后侧正中是督脉的循行部位，两侧从内向外依次是足太阳膀胱经、足少阳胆经和手少阳三焦经。如果出现经络运行受阻时，阳气不能上行到头部，我们的精神状态就会受到影响，可能出现头晕眼花、目眩耳鸣等不适。为了有效地进行工作和生活呢，我们需要保持颈椎健康，那该如何做呢？

记得以前在学校学习的时候，课本中还提到颈椎病的好发年龄在 35 岁之后，属于劳损性、退行性疾病，没想到疾病性质没改变，现在越来越多的年轻人开始出现颈椎病的症状，发病年龄甚至提前到了 20 岁。

颈椎病最爱的是哪类人？是一个姿势、一动不动、坚持“躺平”的你！长期保持一个姿势，缺乏有效的运动或拉伸，我们的软组织会出现静力性损伤。什么叫静力性损伤？就是本该运动的组织如果总让它一动不动、持续不断地受力，造成的“内伤”。我列举一下门诊颈椎病患者常见的职业，如会计、IT 程序员、教师、网络红人，还有书法爱好者、打麻将爱好者……颈椎病来袭时，初期隐藏较深，难觅其踪，往往症状较轻，甚至没有任何症状。随着病情的发展，可能出现以下症状：①颈部酸痛、僵硬，可伴有手指发麻；②头痛、头晕；③耳鸣；④恶心呕吐；⑤胸闷气短；⑥双目胀痛；⑦四肢无力。

如果经常出现以上症状，或者出现上述症状中的 2 ～ 3 项，您很可能就已经是颈椎病患者了，此时需要到正规医院进行检查治疗。除了颈部体格检查，还要进行颈椎 X 线检查，必要时做 CT 或磁共振检查以确诊。

（二）学习颈部灵动操

颈椎参与我们生活的每一分钟，就连平躺休息，它都要为大脑和心脏搭建桥梁。再好的汽车也要定期保养，颈椎除了通过晚间休息得到休整，我们白天还应该多动一动，建议大家每隔 1 小时就活动活动颈部，下面跟我一起来学习颈部灵动操，让颈椎更灵活，让气血通道更顺畅！

1. 扩胸转肩

手臂向上弯曲成弧形，手指接触双肩。沿顺时针和逆时针方向分别转动 10 ～ 15 遍。

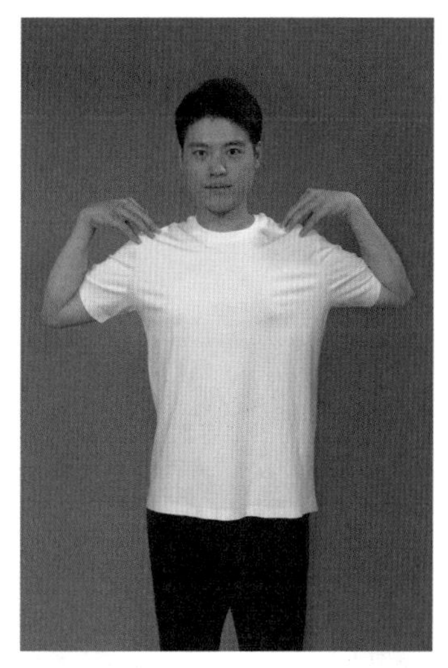

注意：转肩时，上下左右尽量做到极限。

2. 化颈为笔

头颈部保持正直，想象有一张白纸铺在下颌，以颈椎为笔杆、以下巴作笔尖，在胸前反复书写“米”字。

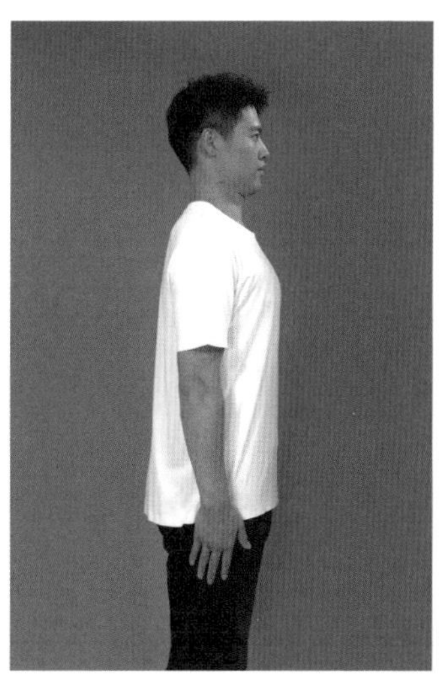

注意：要以颈部的伸缩转动来完成书写，整个过程不能含胸低头。

3. 抱头转颈

双手手指交叉抱于头后，头与手保持静力对抗，在头颈部向左缓慢转动时，对抗中心转为右手；在头颈部向右缓慢转动时，对抗中心转为左手，反复转动 5 ～ 10 遍。

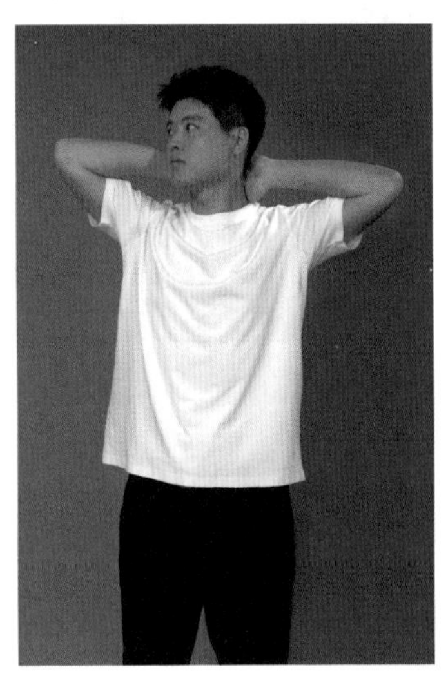

注意：转动与对抗同步，头与手用力相同；不可猛然用力，需缓慢加力。

（三）反复落枕是颈椎病前兆

落枕从表面上说是从枕头上滑落之后出现了颈肩部的不适和疼痛，但是从医学角度来看，这是由于日常存在劳损，为症状的出现提供了基础，若某一次你睡得不是很舒服，或者枕头不合适，第二天早晨就会造成肌肉的痉挛，使脖子出现某一个方向的转动不利，当做出某些特定动作时还会伴有剧烈的疼痛感。门诊治疗落枕其实非常简单，通过手法的按摩放松，理筋正骨，症状很快就能得到缓解。如果真的发生了落枕却来不及就医时，大家也可以自救。下面的 3 个动作能缓解落枕的症状，也是缓解颈肩酸痛感的优选方案。

1. 轻拿颈肩

拇指与四指合力，从上往下一松一放轻拿颈部肌肉约 2 分钟。

这个动作在做的时候不要求快，大家尝试去感受手下的感觉，拿颈部的时候找一找是否存在小筋结或条索状的肌肉，这些就是我们常说的损伤点。在这些损伤点多停留一会儿，用自己能接受的力度，顺着肌肉走行的方向揉一揉，你能渐渐感受到筋结和条索变小了，酸痛感也慢慢得到缓解，颈椎部的拘挛感减轻。

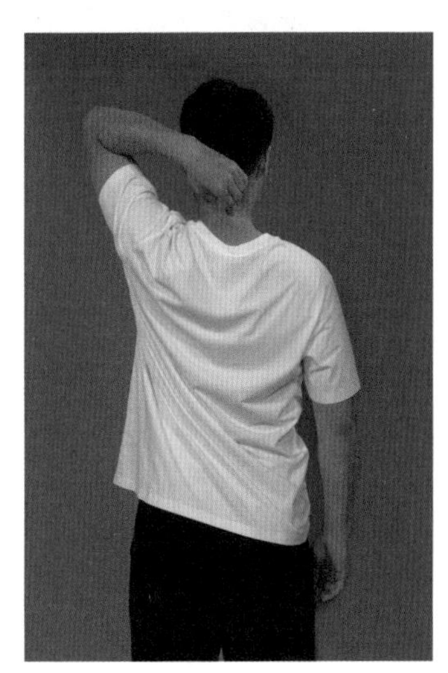

注意：先拿痛点周围，最后拿痛点，动作要轻，以微痛为度。

2. 拿捏肩井

先用患侧拇指与四指合力拿捏健侧肩井，逐渐加力到有酸胀感后保持不动，缓慢左右转动颈椎；再用健侧拇指与四指合力拿捏患侧肩井，逐渐加力到有酸胀感后保持不动，缓慢左右转动颈椎；并逐渐加大患侧幅度；每侧约 1 分钟。

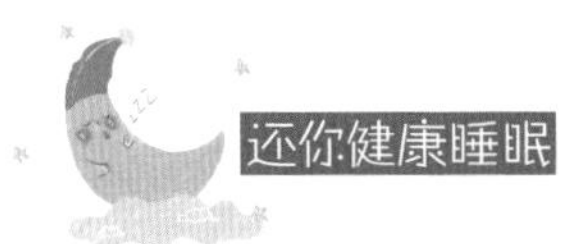

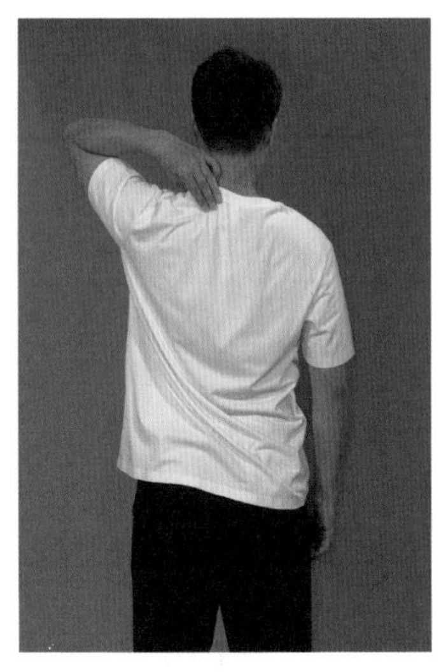

注意：先拿捏健侧，再拿捏患侧，颈部活动时，范围应逐渐增大，不要急于求成。肩井穴是颈肩部较为敏感的一个穴位，即使我们的颈肩部没有任何症状，按压肩井也会出现明显的酸胀感。

怎么才能找到肩井穴呢？将您的双手交叉抱在胸前，手指搭在肩胛冈上方，按下去有明显的酸痛感，这就是肩井穴，里面常常会有条索状的硬结，这是痉挛的肌肉产生的粘连。随着你慢慢放松，可以感到肩部的肌肉不再那么紧张和酸痛，整个肩部像变薄了一样，不用再背着重重的压力。

3. 按手三里

首先，用拇指指尖按压手三里穴，直至局部酸胀难忍，保持力量不变；然后，做低头仰头、左右转头的动作，逐渐加大活动范围。

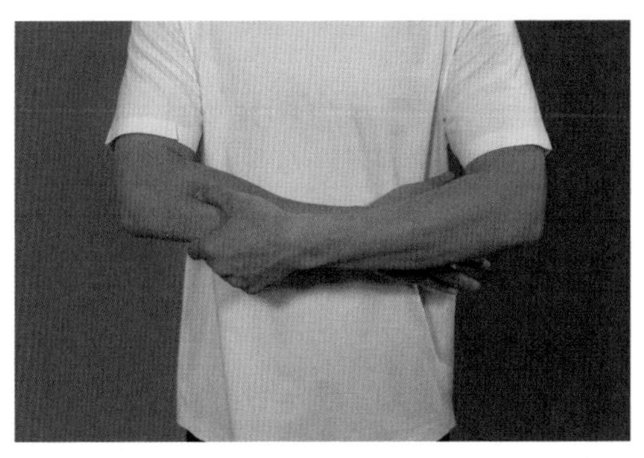

注意：找手三里穴不求准确，要找到肘横纹前面三指左右最疼的地方，按压时一定要按到酸痛难忍，活动颈椎的时候，要逐渐超出疼痛范围。

通过上面3个步骤，我们逐渐放松了颈肩部痉挛的肌肉，找到了明确的痛点，在手三里穴刺激下逐渐扩大活动范围，从而让颈椎逐渐恢复正常的功能活动。

虽然很多落枕的患者都不喜欢吃止痛药，觉得没有必要，而且这也只是治标不治本，但其实落枕是颈部肌肉的无菌性炎症，我们常用的治疗落枕的止痛药多为非甾体抗炎镇痛药，它不仅可以镇痛，还可以促进炎症的吸收，从而减少落枕带来的痛苦，缓解肌肉痉挛。

（四）颈椎一动就“咔咔”响

小史今年16岁，马上步入高三。小史妈妈带着小史找到我说，这孩子写作业和考试的时候不老实，没事总折腾他那脖子，动不动就掰一下，“咔咔”的声响真让人瘆得慌。每次出完声响之后，他就不再鼓捣脖子了，但是维持1小时之后，又会继续。小史妈妈不知道孩子这是哪来的问题和坏习惯，担心这样掰脖子会不会哪天给掰坏了。

小史这个情况我们很多人都有，当保持一个姿势时间久了，脖子感觉僵硬时，大家可能会不自觉地动一动，转一转头。有些人这样“咔咔”扭脖子感觉特别舒坦，还有人觉得这个动作和声音特别酷。这背后反映出来的问题就是颈椎变得不稳定了，关节越来越松动，很容易从正常力学位置跑偏，造成小关节的紊乱、筋出槽、关节囊嵌顿。当采取某个角度活动时，颈椎又会恢复到之前的位置，就出现了清脆的弹响声。

颈椎结构本身是非常稳定的，通过肌肉束包裹、附着，关节、韧带、椎间盘的连接。颈椎的稳定性是动态平衡的，即使有某一个角度短暂的失稳，也很快会自行调整过来。当失稳的时间变长，失稳的程度超过可自行调整的范围，就会出现颈椎椎体和小关节对合不良、韧带松弛、关节囊劳损等问题，再加上肌肉力量不平衡、椎间盘变性等，会出现颈椎小关节的脱位或半脱位情况。如果这时人们活动颈部，由于关节囊内的空气受到快速挤压就会发出爆裂声，关节会快速移动错位而产生“咔咔”的弹响声。由于此时关节囊形成负压状态，所以响声比较脆。

此外，还存在另一种不同的弹响声。它是由于颈椎出现如骨质增生等退行性改变，在活动颈部时，骨赘与周围钙化或紧张的韧带、肌肉等软组织发生摩擦而发出的声音，这种声音较刚才提到的弹响声低沉，且可反复出现。

经常转动颈椎或扭动颈椎，使颈椎发生弹响，虽可使关节囊压力暂时减轻，但也使肌肉韧带快速拉长而产生松解。有些人图一时之快经常这样做，后果就是颈椎越来越不稳定，而自身关节囊、骨质出现代偿，软组织钙化、骨质增生的形成，使颈椎变得越来越僵，灵活性降低。

要注意，颈部有弹响不等于有颈椎病，而有颈椎病也不一定引发弹响。弹响只是提醒颈椎目前的状态是不平衡的，需要注意颈椎健康。许多人虽然有颈部弹响现象，却无疼痛或不适的感觉，此时可以认为是生理性的弹响。但是如果这种弹响反复出现，或某一个角度活动总能诱发这种弹响，要注意，这提示颈部肌肉开始出现不平衡了，颈椎已经在失稳和颈椎病的边缘了。存在颈部弹响的人应该适当减少剧烈颈部活动，增加颈部肌肉的锻炼，以防颈椎的退行性改变。

如果你的颈部已经出现弹响了，那就需要及时纠正颈椎的这种不平衡。注意坐姿、进行颈部活动的同时，还要适当增强颈部周围肌肉的力量。下面试试我们的颈部强健操吧！

1. 抱头按颈

双手四指交叉抱住后枕部，拇指向下，指腹按颈椎两侧竖脊肌不动，头部缓慢后仰，拇指下有酸胀感后回到原位，反复 3 次；拇指下移 1 厘米左右，重复上述动作，到大椎穴两旁为止。

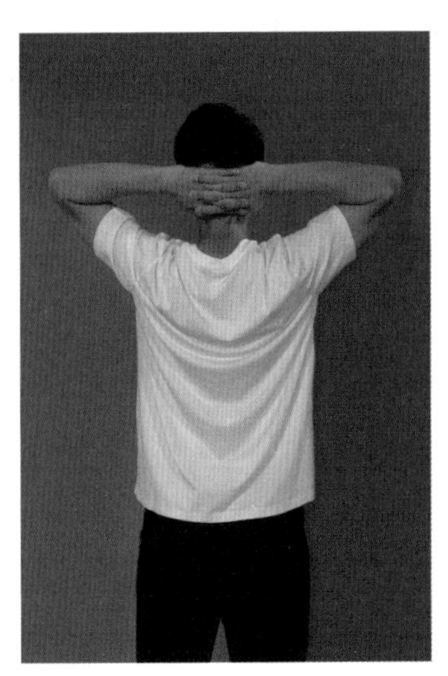

注意：抱头只做支撑不做对抗，拇指移动速度不能太快；尝试着去寻找手下挤压肌肉出现的酸胀点，看看酸胀点的触感是否坚硬如枣核或者摸着像琴弦一样的条索状，如果存在这样类似的感觉，可以多做几次挤压，之后再慢慢向下移。

2. 拉肩转颈

正坐，双手把住椅面，头向一侧倾斜，颈部侧面肌肉有酸胀感后，停1秒钟，然后逐渐加大倾斜角度，局部有明显牵拉感后，停3秒，慢慢还原，每侧重复3～5遍；保持正坐扶椅，头向一侧转45°，缓慢低头，试着用下巴触及胸部，动作达到极限后，微微放松，坚持3～5秒，回到原位，每侧重复3～5遍。

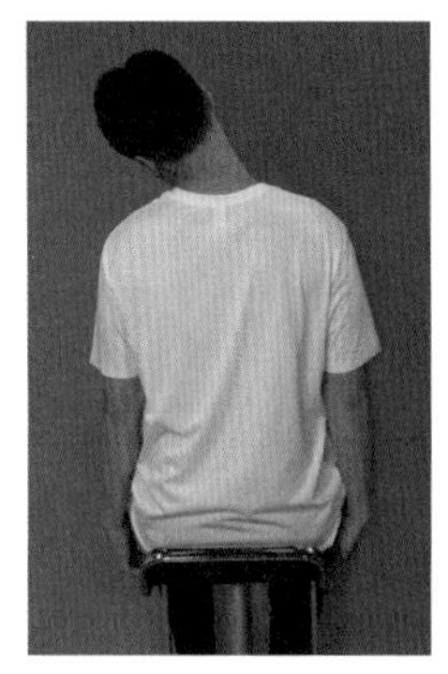 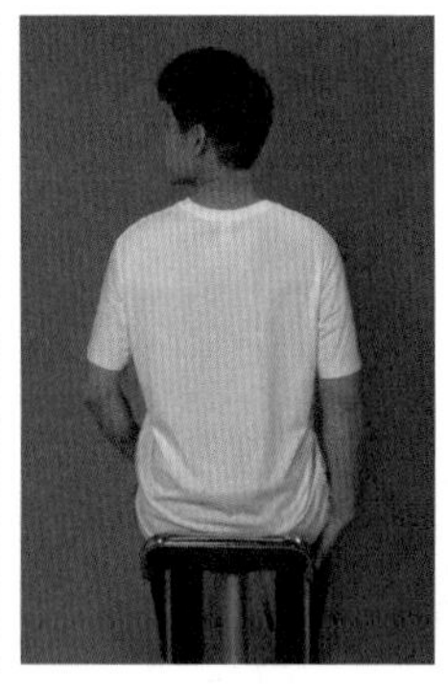 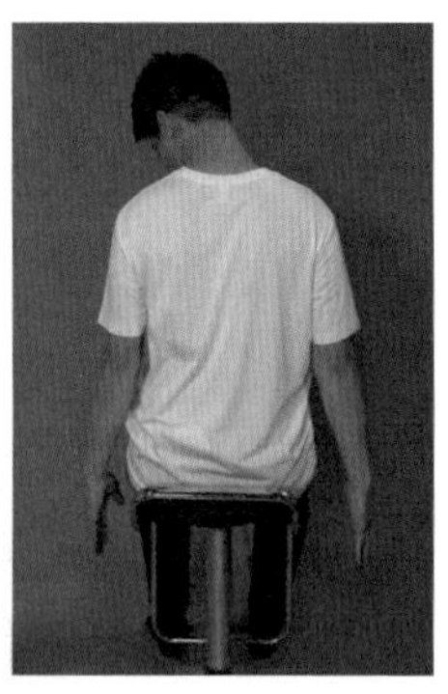 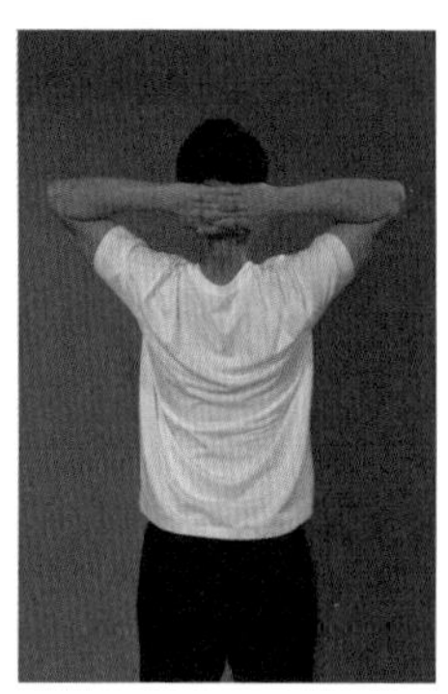

注意：侧牵、前屈都不能急于求成，盲目加大牵拉力量，以免出现牵拉伤。这个动作能够有效地牵拉到我们脊柱周围的肌肉，尤其是侧方的斜角肌和后方的斜方肌，睡前做一做这个动作，能让枕后部、肩背部都放松下来。如果你总是出现肩颈部的酸胀感，像是背着一个沉重的铁板，一定要坚持练习这个动作，这对恢复颈肩部的稳定性非常重要。

3. 与项争力

双手十指相扣，抱住颈部，在保持颈部正直的状态下，颈部向后用力，双手对抗3秒；在保持对抗的同时，头缓慢向左转，右肘随之左转，随后转向右侧，反复5～10遍。

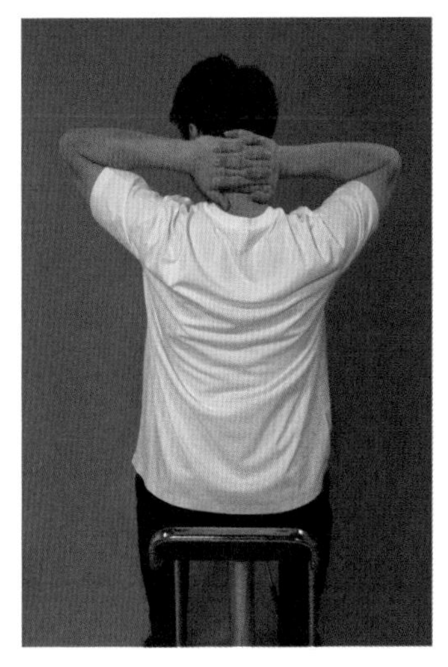

注意：转头的同时要保持对抗状态。在通过前两个动作放松颈部肌肉后，大家可选择“主动出击”，采用静力对抗的方式增强肌肉力量，先拉伸后收缩这样的锻炼方式，能让肌纤维的弹性得到改善，让颈椎能有更好的灵活度，从而维持颈椎的动态平衡。

（五）头晕，不敢躺下时这样做

乔大妈是社区居委会的明星人物，每天乐观开朗，积极锻炼身体，早上总是准时出现在运动广场打八段锦。最近 1 周我都没有看到乔大妈，心里不免有些惦记。我问了问小区里的阿姨们，得知乔大妈又晕又吐好几天了，去医院查了头部 CT 都说没事，只能在家躺着，动都不敢动。我就去乔大妈家里看望一下，大妈就跟我说那天买了 3 斤韭菜，低着头择了 2 小时，等到弄完了想起身做饭，突然脑子感觉“轰”的一下，身体站不住了，紧接着就是恶心，想吐一直也没吐出来。回头老伴扶着躺床上好一阵子才缓过劲儿来，但是一动就晕，根本不敢翻身。等她叙述完病情后我先检查了一下，她颈椎问题不大，但是在头后枕部能摸到非常紧张，整个寰枕区都是胀胀的，在颈部还能找到很多“筋疙瘩”。我帮乔大妈轻轻放松了一下头颈部，稍稍做了下拉伸，乔大妈感觉好多了，也敢起身了。我让她去

医院完善其他检查，把颈椎X线和头颈部动脉造影都做了，明确诊断后再进行具体治疗。

临床上与体位改变有关的眩晕，除颈椎引起的以外，比较常见的是耳石症。耳石症的眩晕是天旋地转，如果翻身、起床都感觉房子在转，就需要考虑去耳鼻喉科就诊。颈源性眩晕主要是在颈部活动时出现，特别容易在猛然转头或过度后屈颈部时发生，会出现恶心、呕吐、晕倒等症状，但不会出现天旋地转。不管出现哪种眩晕，大家都应及时去医院就诊。

乔大妈的“晕”就是颈椎引起的。这种由颈源性因素引起，以头晕、头痛为主要表现的疾病就被称为“颈性头晕”，也就是椎动脉型颈椎病。

在颈部，椎动脉是为我们大脑血管提供血液的通道，它穿过椎体两旁狭窄的椎动脉孔，一路往上来到枕下，在寰椎、枢椎两节椎体的椎动脉孔处，椎动脉出现了扭转，这个位置非常容易受到卡压和刺激，不仅仅是椎动脉孔狭窄，血管本身的形状也在此处出现扭曲。很多时候如果我们低头时间过长，或对某个动作不注意而损伤到寰枢椎（颈椎上段）的肌肉或关节，椎动脉就会被刺激，产生痉挛，为大脑供血的通路变窄，运输血液的能力大打折扣。此外，颈椎各方面的病变都会导致椎动脉的血液流速变慢，造成大脑基底动脉供血不足，出现头晕。为了避免颈椎周围组织进一步受损，大家可以练练松筋通脉操，让气血通路更顺畅！

1. 推捋颈肌

四指并拢，用示指、中指、无名指的指腹，分别沿着颈椎中线、旁线、侧线，从上往下推捋颈部。

要慢。

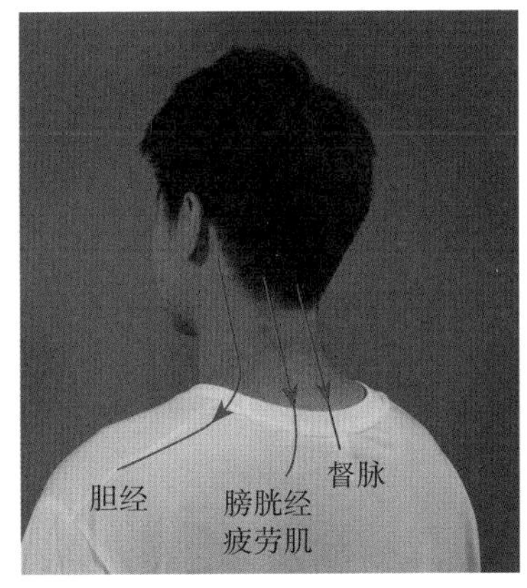

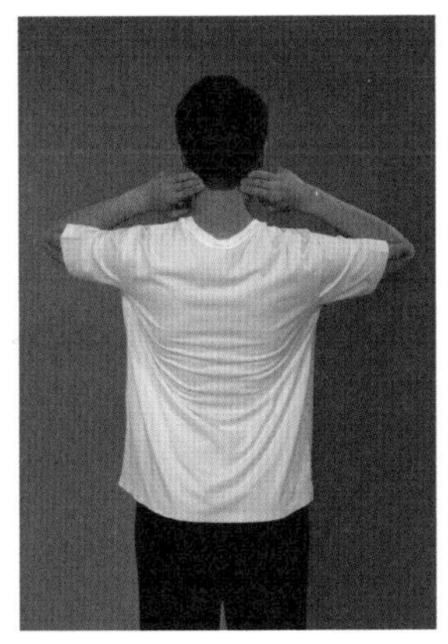

注意：操作时要保持一定的压力，用指腹操作，避免指甲划伤皮肤。

2. 推按后枕部

拇指指腹按住风池穴，其余四指扶住头部，拇指向对侧眼睛方向缓慢用力推按，头部保持轻微抵抗，并顺势缓慢低头 15° 左右。

同时，拇指向外移动 0.5 厘米，继续推按，一直推到耳后高起的骨头边缘。

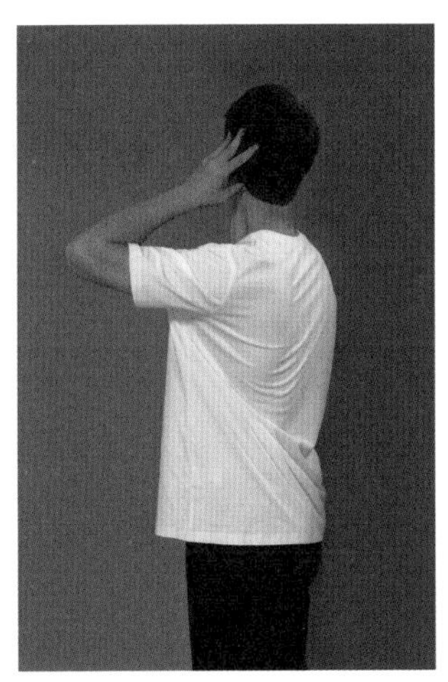

注意：推按的力量要大于对抗的力量，推按时缓慢加力，头部的移动幅度要小，速度要慢。

3. **抱颈仰头**

双手十指相扣抱住颈部，小鱼际卡在后枕骨上，大鱼际卡在颈根部，头部缓慢后仰，与小鱼际、大鱼际形成牵引力，保持3秒，重复5次。

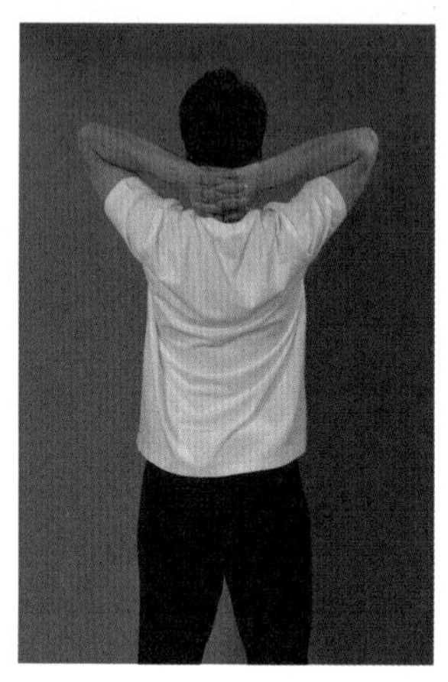

注意：仰头动作要慢，幅度要小，在极限时要有颈部缓慢拉开的感觉。

（六）放松颈部缓解睡前头痛

过度脑力劳动和长期精神紧张是颈源性头痛患者的共同特征，也是颈源性头痛发作的重要诱因。因此，让自己放松下来，注意劳逸结合和经常调整心理状态对控制颈源性头痛很重要。

如果沿着这类患者头痛放射区寻找，会发现压在枕大神经、枕小神经上的“三座大山”：一是后枕部筋结，包括风池穴和乳突附近筋结；二是脑空穴附近筋结；三是角孙穴附近筋结。这些筋结各有特点：风池穴外上方的筋结是硬结或条索，按上去疼痛会加重，在耳朵后方还有增厚的扁条状硬结；在脑空穴附近的凹陷处用指尖能抠到米粒样筋结，伴有放射样疼痛；角孙穴筋结在耳朵上方，呈扁片状硬结。

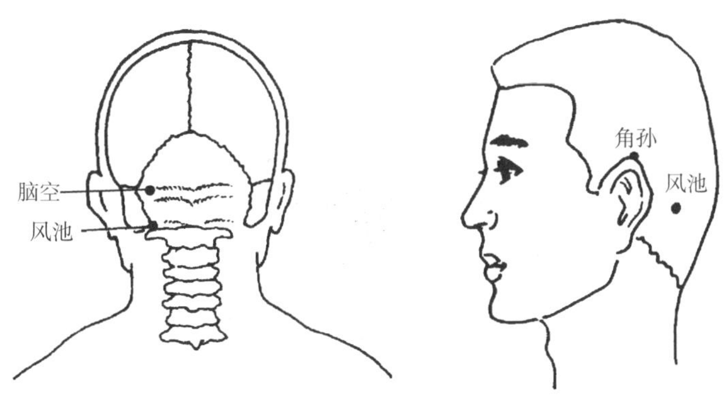

既然找到了头痛放射区筋结存在的位置，为了搬走“三座大山”，我们可以用松筋解结三式。

1. 侧点后枕筋结

拇指指尖按住风池穴，其余四指扶住后枕部，头部仰向后下方，局部有酸胀感或头痛加剧，坚持 10 秒，再将拇指向外移动 0.5 厘米继续按，接着仰头，一直移动到耳后乳突边缘按压。

左右两侧交替操作 3 遍。

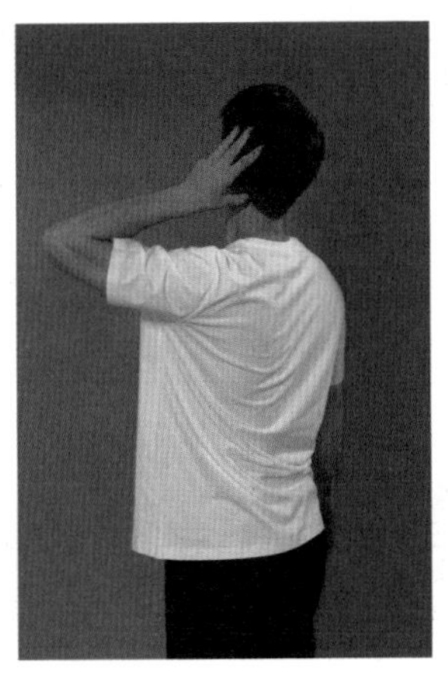

注意：仰头，与点按用力方向相反。

2. 指切脑空穴筋结

用拇指指甲压住脑空穴筋结，做上下方向的小幅推动 5 次。

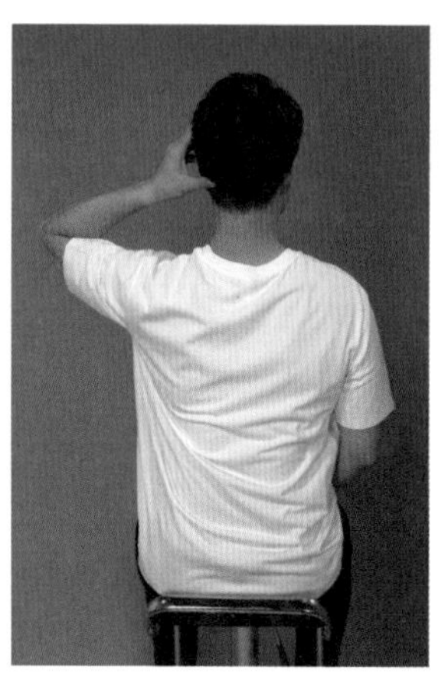

注意：脑空穴筋节很小，找到后用指甲压住，推动时不要抠皮肤，活动范围大约 1 毫米。

3. 挤推角孙穴筋结

双手抱住头部侧面耳朵上方，用掌根压住角孙穴筋结，在挤压的同时做小幅度的前后推挤。

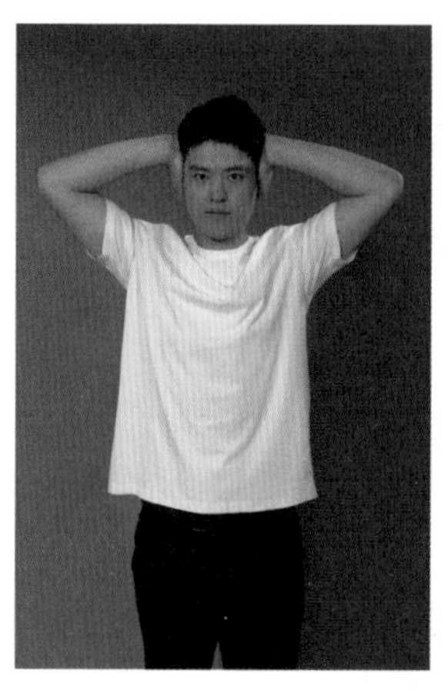

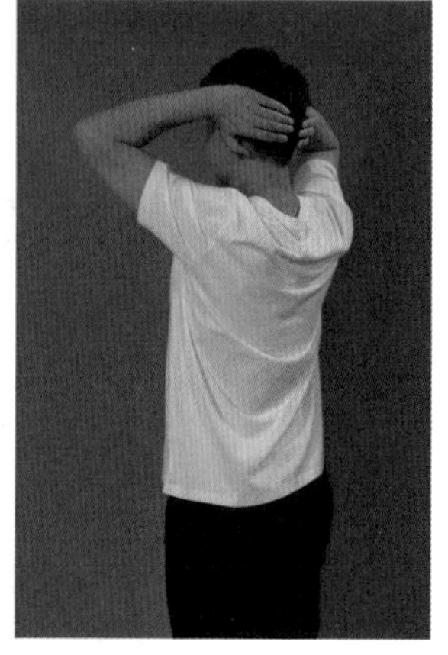

注意：推挤时，推挤皮下组织前后移动，不能与头皮发生摩擦，幅度不要太大，大约 1 厘米。

（七）血压忽高忽低，问题可能在颈椎

大强是我的一名老患者，虽然他只有 33 岁，但是患颈椎病的年头可不短了。他是一名航天工作人员，总是会出差，一走就是小一年，每次出发前和回来后的 1 个月准时来我的门诊报道，为颈椎上个“保险”，治疗调理一段时间。这次大强出任务回来添了“新毛病”，跟我说他得了高血压。我很惊讶，他虽然工作节奏比较紧凑，但还不至于压力过大，大强本人也比较豁达，也不是爱钻牛角尖的人，这个年纪就得高血压不太正常。我让他去做个系统体检，但血脂、生化等血液检查指标都是正常的，体检医生说他血压 145/80 mmHg，稍微有点高，提醒他平时要多注意。我嘱咐他回家后注意休息，先监测血压一段时间，再下定论。此后他便经常量血压，发现自己每次熬夜工作、低头时间超过 2 小时出现头晕、颈肩酸痛时血压就会偏高，当好好休息后，隔天早上再量血压就正常了。我认为他的高血压可能与颈椎有关系，让他先从门诊治疗一段时间颈椎，理筋正骨，让颈肩放松下来。大强治疗了 1 个月，颈肩不舒服的感觉消失了，血压也恢复正常了。

高血压是一个常见病，大多数患者都选择通过长期服用药物来控制血压。目前，高血压的患病人群日益年轻化，很多人 30 岁就开始出现血压的波动，也许哪天休息不好或者熬夜加班了，血压就开始往上涨，但往往高压不超过 150 mmHg，吃药虽能短暂降低高压，但总是反复出现头部紧箍感、头晕，很难缓解。面对这样的青中年，我都会让他去检查颈椎 MRI 和头颈血管造影，以明确问题是在颈椎还是头部。

为什么治疗颈椎还能降血压呢?

大强的“高血压”不是血管退变造成的心源性高压波动，而是颈椎周围神经、血管受到刺激造成的血压波动。这种高血压是由颈椎病引起的，我们将其称为“颈性高血压”。

如今，颈性高血压的患病率逐渐上升，但是却常常被忽视，往往是在患者经过多种治疗，服用降血压药无效后，有经验的医生才会想到可能是颈椎惹的祸。青中年，尤其是 30 ～ 50 岁年龄段的人群，因长时间伏案工作、生活节奏快、工作压力大，成为这类高血压病的高发人群。

如果是颈椎病导致的高血压，那么颈椎病的健康状况会直接在血压上反映出来。因此，当你的血压居高不下时，如果有以下 3 种表现，则可能是颈椎病引起的。

（1）血压的变化与颈椎病的病情呈正相关

如果最近身体比较劳累，长期低头，颈椎病的症状加重时，测得血压水平也显著升高，而一旦颈椎病症状缓解，血压则又趋于正常。

（2）血压波动明显时出现颈椎病症状

高血压患者如果长期出现血压剧烈波动，并伴有明显的头晕、记忆力减退、全身乏力等问题，要警惕是颈椎病合并高血压。血压的升降与颈椎病发作同步，形影不离。当高血压患者出现颈部疼痛、僵硬及头痛、头晕、手麻等症状时血压升高，而头颈部症状缓解后，血压亦随之下降，这是颈性高血压的重要特点。

（3）患者对降压药不敏感

高血压患者如果吃降压药效果不明显，但治疗颈椎病之后，血压慢慢回降，说明高血压多半与颈椎病相关。经过治疗颈椎血压有所下降的患者，不妨通过颈椎 MRI 或头颈动脉造影检查一下颈椎，就可以弄清原委。

颈椎病为什么会让血压波动?

高血压合并颈椎病的患者，最明显的症状就是头晕，严重的患者还会因为体位的改变而发生晕厥，还会伴有颈部肌肉酸痛等不适。

颈椎旁有颈交感神经，交感神经是调节血管收缩的，当它受到压迫或刺激时，交感神经兴奋后会引起血管收缩，导致脑部供血不足，从而引发血压异常，出现头晕、乏力等症状。另外，颈椎的椎间孔有椎血管，椎血管受压狭窄后血流供血相对变少，因而头晕等症状就会更明显。

合并颈椎病的高血压老年患者，由于症状明显，血压波动大，在控制血压方面不要太严格，降压的目标值可以适当放宽些或根据个体差异调节，一般高压降到 150 mmHg 左右就可以了，如果血压降得太低，可能会加重供血不足或头晕等不适。

颈性高血压属于继发性高血压，大部分都是可以逆转的，对这类患者来说，吃药并不是最佳选项。想要预防颈性高血压的出现，就要多运动，少低头，少一个姿势不动。如果你有这方面问题，那我们就练一练舒颈降压操。

1. 点风池

拇指指腹放在风池穴上，其余 4 指放在头部，向对侧眼睛方向点按，头部与拇指做轻微对抗，每点 5 秒，休息 1 秒，左右两侧各操作 1 分钟。

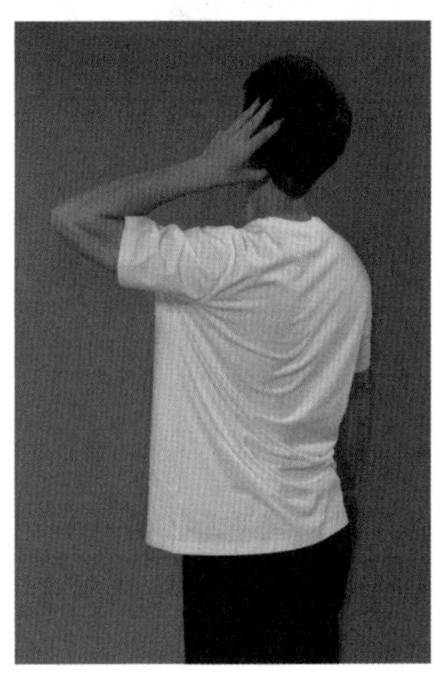

注意：向对侧眼睛方向用力。

风池的位置很好找，将手大拇指、中指放在头枕部两侧，轻轻往下滑动，会感觉到两边有个凹陷，稍稍用力会感觉非常酸胀，这就是风池穴。点风池穴的时候，每个人的感觉是不一样的，要找对方向才能起到效果。

若垂直点按，酸胀感并不明显，调整点的方向，向对侧眼睛方向发力，这样才能够刺激到穴位，稍稍用力就有明显酸胀感。

2. 抹桥弓

头偏向一侧，用示指、中指、无名指的指腹自上而下轻轻推抹桥弓穴，每侧 1 分钟左右。

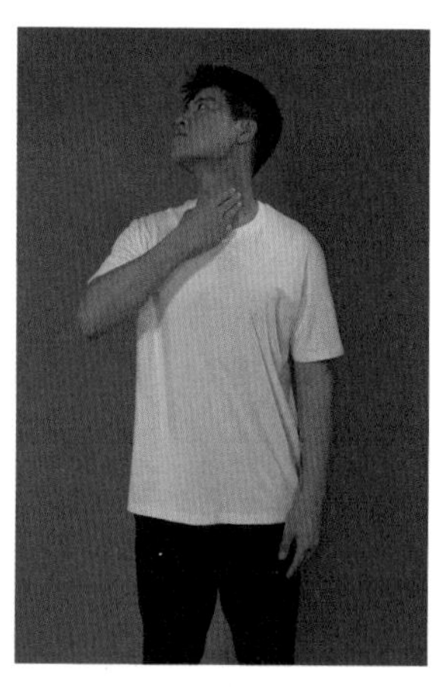

注意：速度要慢，力量要轻。

桥弓穴是指颈部翳风至缺盆的连线，此穴的部位正是人体颈动脉窦的部位。颈动脉窦是一个重要的体表－内脏反射点，起着调节血压的作用。按摩这个穴位，可使心率减慢、血管扩张，以至血压下降。另据报道，按摩推揉此穴还有降脂和防治咽喉、颈部、面部、头部等疾病的作用。

用大拇指的指腹或指尖或外侧部，自上而下用推法推位于耳后翳风到缺盆，即锁骨上窝处呈一条线的桥弓穴，先推左侧，后推右侧，时间大约 1 分钟。

需要注意的是，按摩桥弓穴只能单侧交替进行，不可两侧同时进行，以免血压降得太快而发生意外，因为双手同时进行的话，可以引起反射性的血压降低，甚至出现晕厥，而低血压患者不宜使用。此外，要排除颈内动脉疾患，如血管瘤、动脉炎、血管斑块等。

3. 抓五经

先张开五指，弯曲成鹰爪状，指尖立起来，以中指为中心，放到前发际的中点，也就是督脉线上，示指和无名指点在膀胱经线上，拇指和小指点在胆经线上。从前发际开始，先在前发际处用力点按，并轻轻揉动三下；五指稍用力下按，然后松开五指，沿经脉循行线向头顶方向推移约1厘米的距离，再次用五指点揉；照此推进，一直点揉到脑后高骨上缘即止。每次可以做3～5遍。

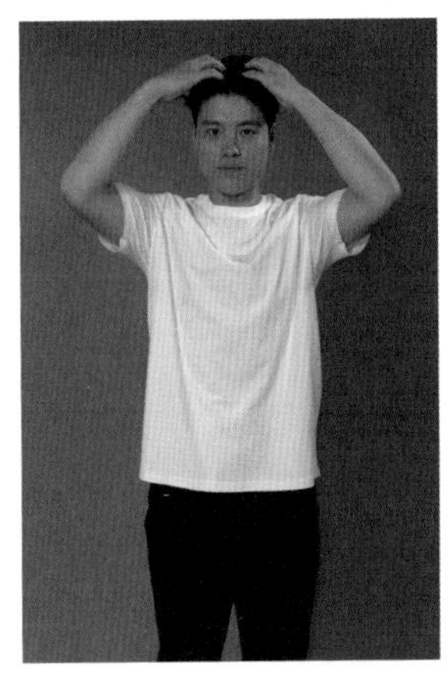

注意：力量作用在头皮，动作不要太快。

合并颈椎病的高血压人群，日常不要做一些幅度大的动作，如猛扭头、迅猛改变体位等，否则可能会导致缺血，进而引起头晕，甚至晕厥。尤其是在起床时，如果猛然坐起来会容易引起头晕等不适，建议有高血压合并颈椎问题的老年人，起床时最好选择侧位起，并用手撑住床垫起来。另外，要减少低头的动作，长时间低头时最好每半小时活动一下颈部。如果发生头晕等不适时，最好立刻躺下休息，让颈椎的供血得以“恢复”。

（八）改善“乌龟脖”

如果你的颈部总是向前伸出，耳朵在肩膀前方，下巴向前凸出躯干许多，那么就可能是大家平时所说的“乌龟脖”，学名是上交叉症候群。当我们习惯性地盯着眼前的电子屏幕、书籍及伏案工作时，身体重心会向前倾斜，双侧肩胛骨会往前聚拢，往上耸肩，慢慢出现了圆肩、驼背姿势，从外表看起来就像“乌龟脖”。这种不良姿势会使颈后部肌肉受到过度的牵拉，颈椎也会额外承受很大的负荷，增加脊椎发生退行性病变（如颈椎曲度减小）的风险。

“乌龟脖”的姿势会导致几个问题，包括颈椎压力增加、肌肉负荷过重和驼背。“乌龟脖”姿势保持时间越长，出现颈部疼痛、僵硬和其他症状的可能性就越大。随着“乌龟脖”出现，颈后部的肌肉、筋膜、脂肪就会慢慢受到异常牵引力的影响，慢慢地出现增厚、增生，颈椎曲度减小。

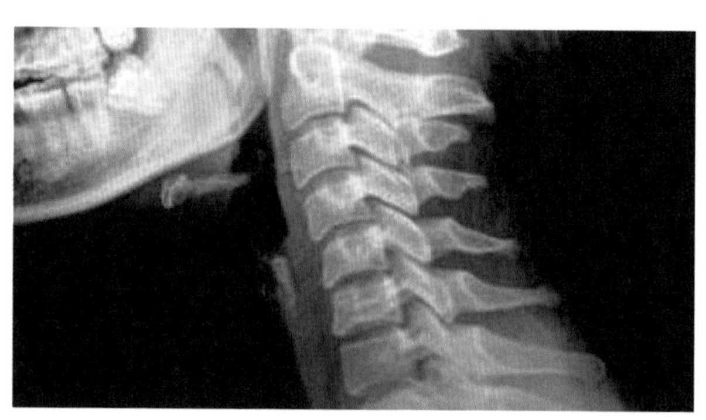

颈椎曲度减小。

生活中有很多人颈后有个“大包”，这些人往往体形比较肥胖，因此这种“大包”又叫“富贵包”。从解剖学的角度来讲，“富贵包”其实是第 6 颈椎到第 3 胸椎中的突起，是颈椎和胸椎交界处突出的一个形态问题，颈部大包中既有增生的软组织，也包括骨骼（椎体的棘突）的突出和脂

肪化的肌肉组织。

有一组数据可以让大家充分认识到事情的严重性：每个人头部重约 5 千克，当我们看手机时，颈椎通常前倾 60° 左右，根据杠杆原理，此时颈部肌肉承受的重量达 27 千克，这个重量差不多是一个 7 岁儿童的正常体重。除了玩手机，看电脑、枕在沙发扶手上、趴在桌子上休息等都容易引起颈椎下段和胸椎上段的生理曲度改变，造成这种不良体态。

0°

相当于负重 4 ～ 5 千克

15°

相当于负重 12 千克

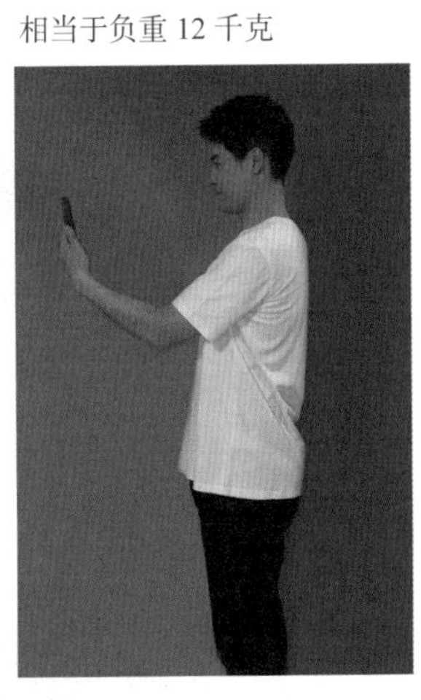

30°

相当于负重 18 千克

45°

相当于负重 22 千克

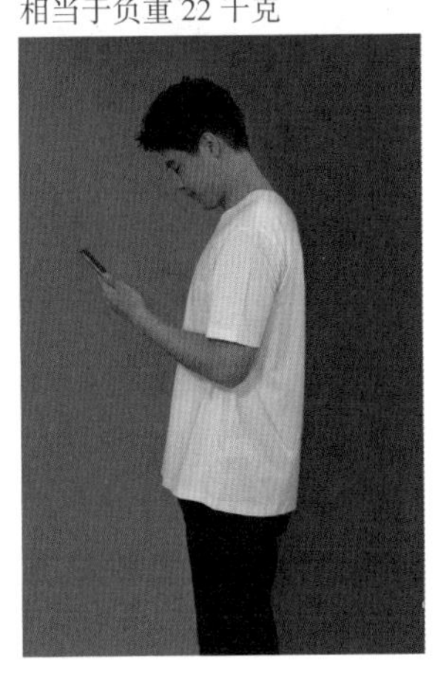

60°

相当于负重 27 千克

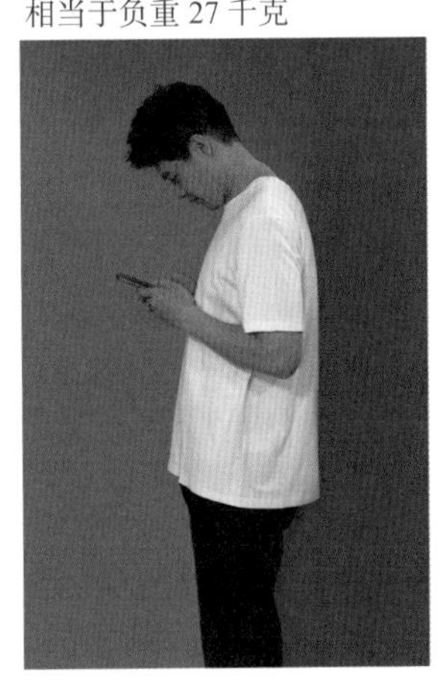

自测是否有“富贵包”，方法如下。

靠墙站立，双脚打开与髋同宽，整个身体（背、肩胛骨、双腿、臀）贴靠墙，看头能不能贴到墙。如果贴不到且颈部有明显凸起，说明有“富贵包”；如果没有明显的凸起，但头部贴不到墙也表明姿势异常，建议就医处理。

为了改善“乌龟脖”“富贵包”，可以跟我一起来做颈背拉伸操。

1. 拿揉颈肩

用拇指与其余四指从上到下拿揉颈部两侧和肩颈部的肌肉约 5 分钟。

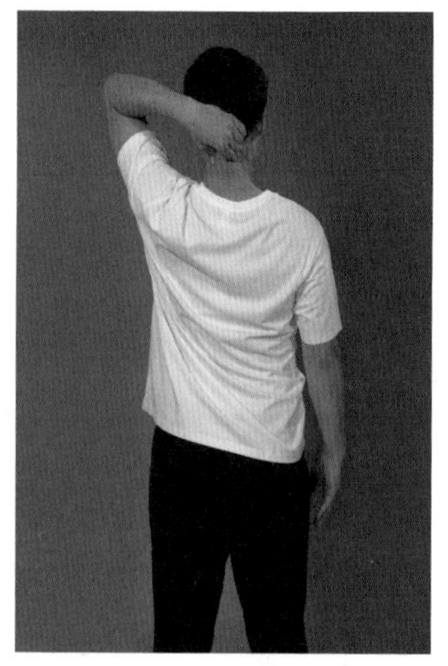

注意：拿揉动作要一松一紧，不急不缓。

2. 按动颈根

用双手示指、中指、无名指用力按住颈根部不动，局部有酸胀感之后，左右缓慢转头 10 次。

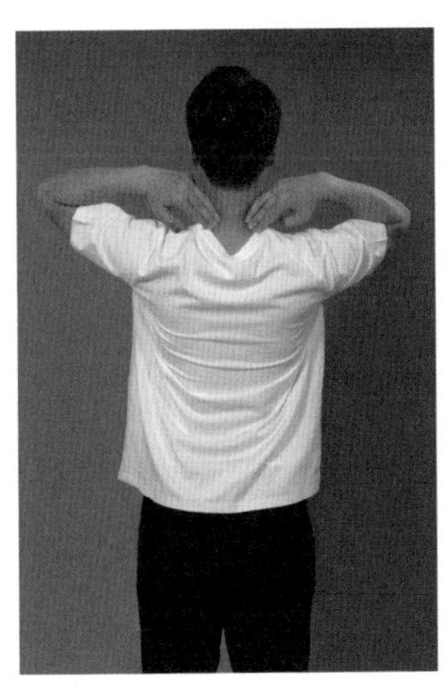

注意：左右转头幅度不要太大，向一侧转头时，这一侧的按压力度要适当增加。

3. 靠墙收背

首先，背靠墙站立，左枕部、肩背部紧贴墙面，头部尽量向上，双臂屈曲，贴于墙面，使肩背内收，到极限后保持 5 秒；然后，肩关节做小幅收举动作 5 次，双臂在胸前做缓慢开合动作 5 次，回到原位继续靠墙收背，反复 5 遍。

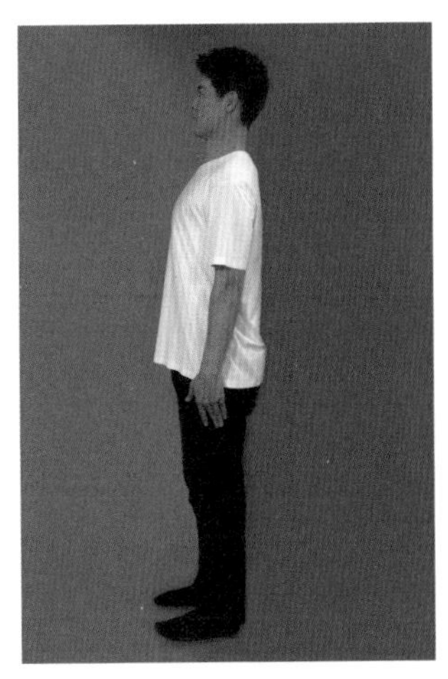

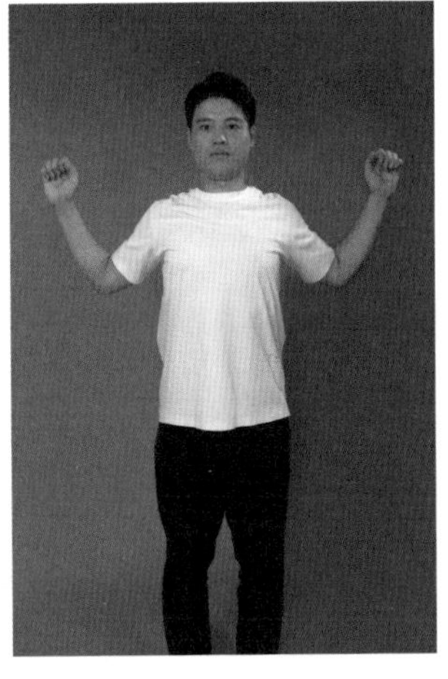

注意：靠墙时颈部有向上牵引的感觉。

4. 后伸挺胸

正坐，双手向后十指相扣，双臂伸直，手臂逐渐往上抬，同时挺胸到极限，保持 10 秒，反复 3 ～ 5 遍。

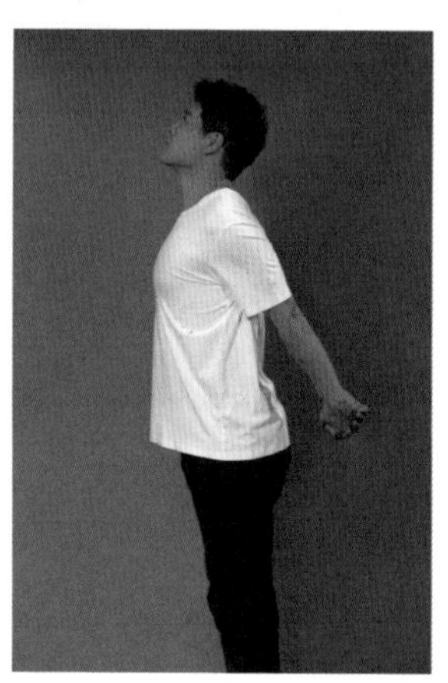

注意：抬臂挺胸要同步完成，动作要缓慢连贯。

不管是预防还是治疗颈椎病，主动运动是锻炼健康颈椎最好的办法，例如，跑步、游泳、放风筝、跳绳、打羽毛球、练瑜伽都是不错的选择。其中游泳是一种很好的锻炼方式，特别是把头仰起来的蛙泳姿势，有利于颈椎生理弧度的恢复。

二、该怎么拯救受损的腰椎

人到中年以后，可能会遇到这些情况：从前自驾游开 7 ～ 8 小时的车都没问题，现在连续开车超过 1 小时就感到腰酸腿痛；以前天天做家务不觉得累，现在拖一会儿地腰就直不起来了。严重的人，甚至连出席个饭局、跟老友下盘象棋都坐不住，中途得起身活动好几次。

过去腰椎退行性病变大多是中老年人、重体力劳动者，现在却越来越多见于年轻人，有些患者甚至刚成年。腰椎是脊柱中承重最多的部分，也就意味着苦活儿、累活儿最后都会对腰椎造成影响。生活中能够伤害到腰椎的动作不仅仅是某一次搬重物这样的急性损伤，更多的是日常中的重复性劳损。

（一）腰肌劳损自测

看看你的生活中有没有这些场景：①睡的床垫过软，对腰部没有支撑力，早晨起来腰部跟被踹了一脚一样酸痛，还不如不睡这一晚；②厨房的操作台太矮了，每一次切菜、洗碗都需要向前弓着腰进行，10 分钟下来腰就僵疼；③小朋友总要抱抱，在家也要陪着玩，出门不愿意走了要抱着，每一次抱孩子都像是拉杠铃，就怕腰折在一半；④当坐在办公室工位上超过 2 小时，腰部开始酸胀，甚至腿会有麻木窜痛的感觉；⑤回家躺在沙发上，躺一会儿还算舒服，慢慢就感觉腰像折了一样，无法自如弯腰起身；⑥半倚坐在床上，能感到小腹发紧，大腿内侧酸胀感。

如果你经历过上面的一个或多个场景，那么你的腰椎就已经存在不平衡的隐患。

很多时候我们会觉得腰部的酸痛感就是腰肌劳损，这个病名听起来伤害性并不大，但是当慢性腰肌劳损发病时间超过 1 个月时，带来的影响不仅仅是来自腰部的疼痛，还会让你的精神状态大打折扣，想做些什么运动都瞻前顾后。我有一个朋友经常要从北京到三亚出差，2 天时间，包括从出门开始坐车、候机、乘机、开会、洽谈等一系列的活动让他每次出差时间都非常紧凑，但他最担心的不是工作上的问题，而是每次出差前都会来找我治疗他的老腰。他的腰肌劳损有很多年了，以前做业务员时经常一坐就是一天，晚上再熬夜，根本没有时间处理腰酸背痛。现在落下了病根，一旦坐的时间超过 2 小时，腰部就会酸痛难安，这给他增添了很重的心理负担，很多重要的活动都不敢贸然参加，怕自己的身体状况给人添麻烦。

还有一位患者是教师，每天需要站立授课8小时以上，她体重较大，毕业班密集的课程让她有点吃不消，她总是跟我说觉总是睡不够，每次睡醒都能舒服一些，但是不能有足够的休息时间缓解腰部疲劳。

看看我们周边的亲人、朋友、同事，是不是有很多人都描述过相似的症状，为什么腰痛这么普遍呢，让我们从腰部的结构和功能上看一看。

（二）腰椎受损的原因

腰椎有5个，椎体高大，前高后低，呈肾形；椎孔大，呈三角形，大于胸椎，小于颈椎。腰椎的椎体之间有椎间盘作为缓冲结构来缓冲我们日常活动或者是下落时承受的冲击力，腰部的肌肉、韧带、小关节等结构共同协作维持腰部基本的稳定性。既然是协作，那就面临着如果一个结构出现了问题，其他结构都要受累，一旦超过了功能代偿的范围，那腰部的稳定性就会被打破。腰椎稳定性被打破的时候，要分清到底是力学上失稳还是结构受到卡压，抑或骨骼出现不可逆的损伤，不同情况表现出的症状是不一样的。

人的腰椎间盘容易受伤，与人类直立行走密切相关。当我们坐着或直立时，腰椎几乎承担了身体的全部重量。科学家研究发现，人体腰椎间盘承受的压力在直立位时是平卧位的4倍；坐位前倾时的压力是平卧位的7～8倍；弯腰提重物时的压力是平卧位的10倍，这相当于腰椎间盘负重可达到220千克。由此来看，人类的生理构造和生活方式都容易使腰椎间盘受到损伤，在一些职业人群身上体现得更加明显，例如，会计、司机、教师、IT工作者、重体力劳动者等，由于他们的工作姿势和负重特点，腰椎健康出现问题的概率比普通人要高。

（三）久坐久站真可怕

在推拿科门诊患者中，50岁以上的患者大多数都是因为退行性病变而来的，但是一到周末，平时上班没时间的青中年就占了绝大多数，因腰酸、背痛、脖子痛、头晕、眼花等症状来就诊的情况屡见不鲜。在日常工作生活中，错误坐姿、缺乏运动、长时间单一姿势、体力劳动慢慢让我们腰椎和周围组织承担着巨大的压力，一开始依仗着自己年轻，睡一晚上，第二天仍然生龙活虎，但是随着年龄的增加，肌肉慢慢劳损退化，恢复能力减弱，就形成了慢性腰肌劳损。

有些活动或姿势虽然强度不大，但是由于持续时间过长或姿势错误，使得腰背部肌肉长期处于紧绷状态，日积月累很容易产生劳损。这种长时间、小剂量的损伤就叫静力性损伤。

我在门诊上总说，没有一个疾病是突然起病的，所有的质变都是量变积累而产生的。你每一次跷二郎腿、“葛优躺”、搬重物都是腰部肌肉在默默承受。日积月累，腰部肌肉受损，力量减弱，脊柱的平衡就会被打破，如果遇到急性外伤必定会引起严重的腰部症状。针对腰肌劳损患者治疗的手段有很多，如推拿、针灸、理疗都可以，症状较轻的患者可以自己在家里通过拉伸来缓解。

那么在日常生活中，我们要怎么预防腰肌劳损的发生呢？在这里，我专门针对办公室一族准备了一套在工作间隙做的腰肌养护操，来缓解久坐、久站造成的腰部不适。大家如果能每天忙里偷闲地做一遍，长期坚持，可以有效预防腰肌劳损。

1. 按推腰部

身体正坐或站立，双手握拳，用示指掌指关节，点住手能够到的腰椎最上段，吸气时向腹部方向垂直按压，感觉酸胀后，保持掌指关节不离开体表，按压的同时腰部挺起，从上到下，边按推边挺腰边往下走，一直按到骶骨为止。从上到下按推 3 遍。

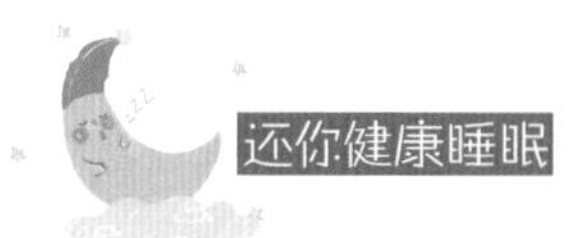

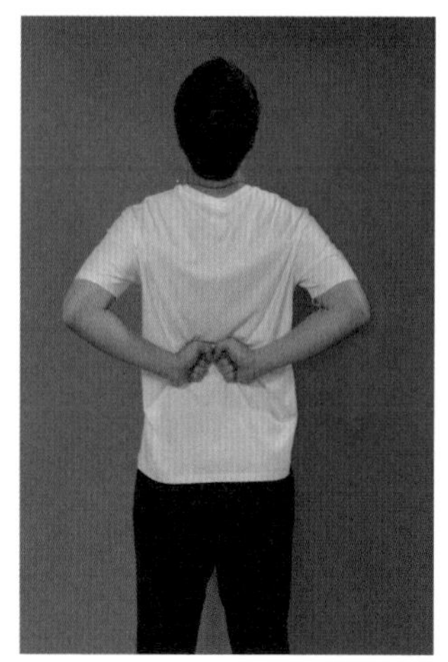

注意：按压在先，推动在后，腰随着推动挺起。

2. 坐位转腰

身体正坐，以左侧为例，左手扶握左侧椅背上方，右手扶住左腿外侧固定，向左侧转腰至最大限度，停 10 秒，左右交替转动 10 遍。

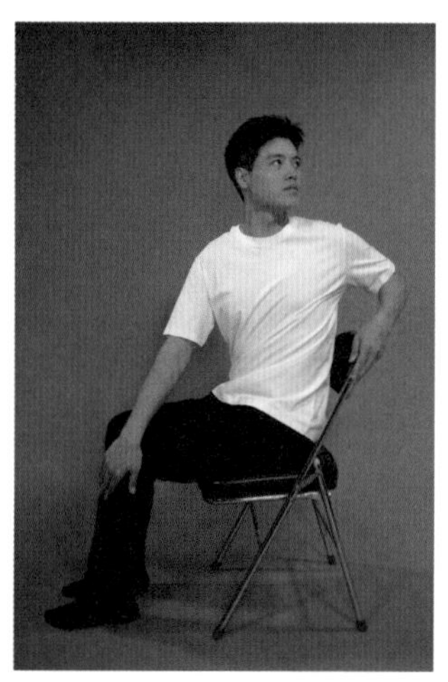

注意：身体保持正直，转腰时腿部要保持原位。

3. 托举抻腰

身体正坐，双手十指交叉，吸气时掌心朝上，向上托举至头顶，随着托举动作，身体向上拉抻，到极限后停 1 秒；呼气时身体倒向一侧，到极限后停 1 秒，吸气时还原正坐位，左右交替拉抻 5 遍。

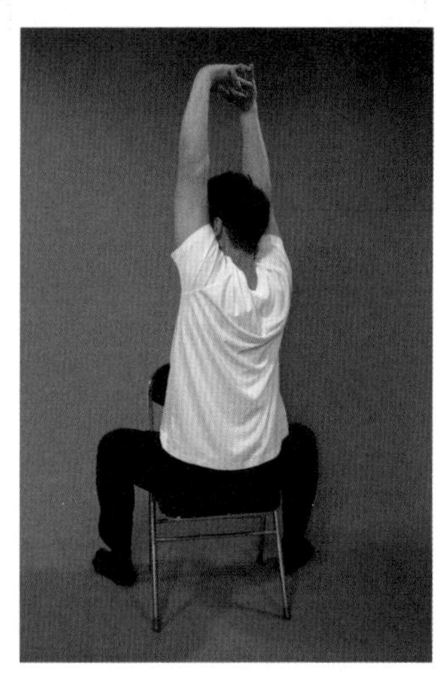

注意：向上托举，腰部有牵拉的感觉后，才能做左右侧屈。

（四）腰痛可能就是一个动作的事

有天在我门诊时，有位小朋友扶着妈妈推门进来，这么小的孩子带妈妈看病的情况可不常见。这位年轻的妈妈（孙女士）说自己腰扭了，问她是怎么扭的，小朋友倒是先脸红了，还支支吾吾的。原来孙女士到学校门口接在补习班学习的孩子，左右一看没人，就站在门口玩手机，小朋友先是调皮地在门里躲了起来，想给妈妈一个惊喜，看到妈妈后一个箭步冲上去挂到了妈妈身上，结果孙女士就腰扭了，只能让孩子带着来看病。在了解情况和查体后，我安排她去做了相关影像检查，以便明确诊断。

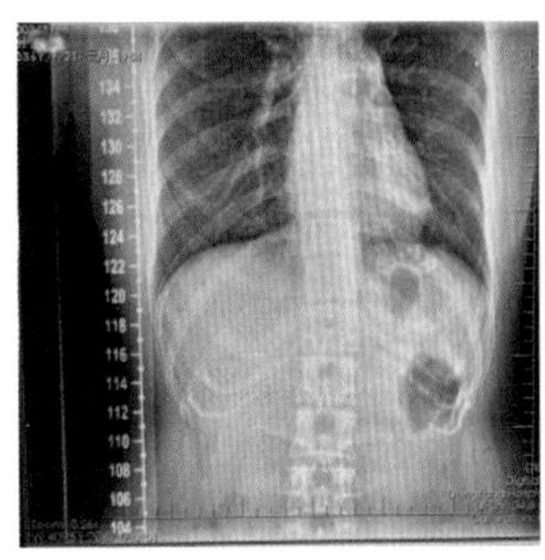
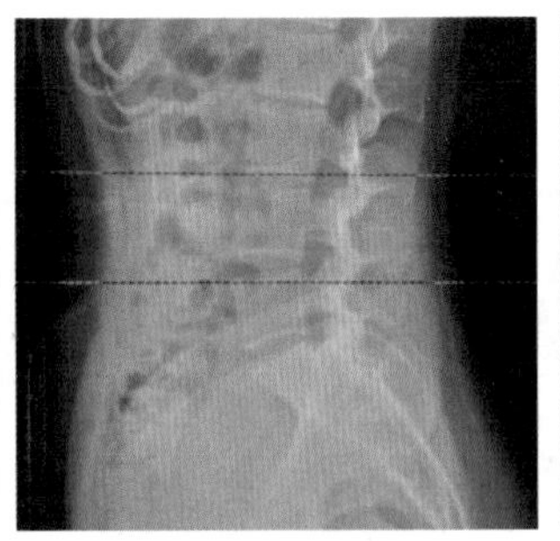
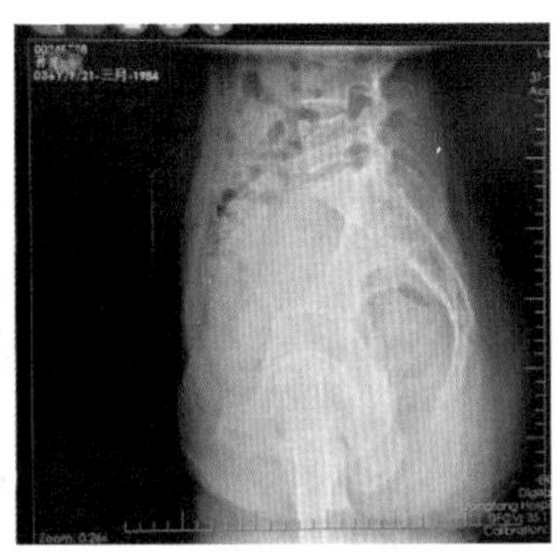

孙女士的影像检查。

针对孙女士的病情，结合查体和影像检查，我判断为急性腰扭伤、腰椎间盘突出症、项背肌筋膜炎。孙女士描述，她的腰不舒服已经有 3 个月了，腰骶部隐隐约约有酸痛感，偶尔会带着右腿有窜痛，但是休息后就能缓解，一加班熬夜、久坐后会明显加重。分析孙女士的病史，这种情况属于腰椎退行性病变，再加上小朋友今天的一跃，造成外伤。“急则治标”，我决定先解决孙女士腰不能动的问题，慢慢再松解背部的肌肉筋膜。治疗过程为放松腰部周围肌肉，改善紧张的力学缓解，纠正关节紊乱。推拿手法治疗过程中，先用基础放松手法，即㨰法、揉法、拿法放松腰部肌肉及筋膜，尤其是竖脊肌、背阔肌、腰骶肌、臀部肌肉、髂腰肌，放松了这些肌肉，能让紧张拘挛处于错位的腰椎有松动的空间。再用点法点委中、合阳、手三里、承山，点按穴位能够活血止痛，解除痉挛。最后用整复关节手法，进行腰部斜扳法，整个手法治疗过程中，我都在注意观察孙女士的感受，以她能接受的程度为宜，同时告诉孙女士在治疗中及时与我交流感受，以便调整手法及力度。隔天治疗 1 次，共治疗 8 次。

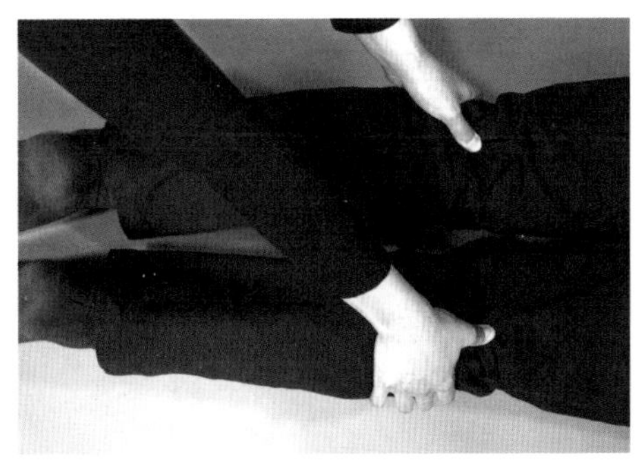

点双侧合阳穴。

第一次治疗后，孙女士腰部活动受限明显得到改善，坚持 8 次的治疗，孙女士的情况有了很大改观，腰部酸痛感减轻，腿部的放射痛未再出现。

通过上述案例大家应该了解到，生活中这些看似不经意的小动作就会使腰出现这么大的问题，那为什么腰会这么脆弱呢？

其实，这些不经意的小动作只是压垮大象的最后一根稻草。之所以会发生急性腰扭伤，多是由于腰部已经存在软组织劳损、关节松弛、腰椎两侧肌肉拉力不均衡、腰椎稳定性降低等问题。在没有准备的情况下，很容易造成腰肌痉挛性的收缩，引发急性腰扭伤。

急性腰扭伤导致的严重腰痛主要来源于肌肉痉挛、神经压迫，通过手法治疗，肌肉痉挛带来的酸痛感和神经压迫导致的下肢放射痛都得到了明显改善。随着治疗的进行，肌肉逐渐恢复到了正常状态，腰部的力量和稳定性得到了有效的提升，腰椎的活动范围逐渐恢复到正常活动范围，并能够顺利完成日常的生活动作。

现在的白领一族，由于长期久坐，身体缺乏锻炼，使腰部肌肉力量不足，非常容易发生腰部的损伤。而孙女士正是在“无准备”时因突然的外力造成的腰部损伤。我在门诊时常能接诊到这样的患者，有的甚至仅仅因为突然打了一个喷嚏、抱一下孩子、搬一张桌子，就把腰扭了。其实，这些腰扭事件的发生，归根到底还是腰部力量太差，不足以保护脆弱的腰椎。如果腰部力量够强，腰椎附近的肌肉群（也就是常说的“核心肌群”）能够有效保护腰椎，那就不会轻易发生腰扭伤了。

腰是人体的主轴，腰部力量的强弱直接影响个人身体状况，加强腰部力量对于人体整体健康尤为重要，不仅是锻炼身体，在临床上更是一种治疗腰痛的重要方法。那么，我们如何增强腰部的力量，从而预防突然的外力造成的腰部损伤呢？大家可以学学下面这 3 招。

1. 凌空飞燕

俯卧，两上肢紧贴于躯干两侧并伸直，吸气时以腹部着床，头、手、胸及两下肢一起向上抬，到极限后，屏气停 2 ～ 3 秒，呼气时慢慢落下，反复练习 10 次。

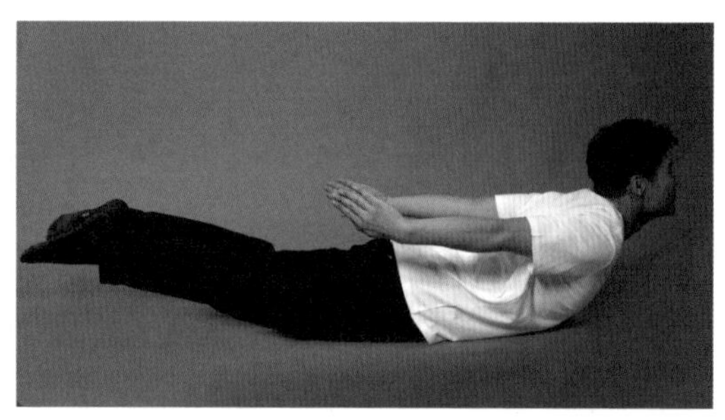

注意：上半身和下半身要同步后伸，腰背肌力量不够者需要循序渐进地练习。

2. 桥式支撑

仰卧，双膝屈曲，以足跟、双肘、肩部、头部为支点，吸气时抬起骨盆，尽量把腹部与膝关节抬平，屏气停 2 秒，呼气时缓慢放下，一起一落为 1 个动作，连续做 20 遍。

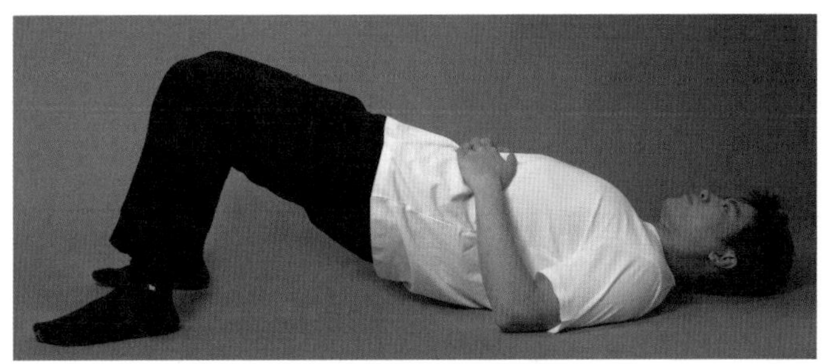

注意：头部不要过度后仰。

3. 平板支撑

俯卧，双肘弯曲支撑在地面上，肩膀和肘关节垂直于地面，双脚踩地，身体离开地面，躯干伸直，头部、肩部、胯部和踝部保持在同一平面，腹肌收紧，盆底肌收紧，脊柱延长，眼睛看向地面，保持均匀呼吸。

以极限为度，建议每组保持 60 秒，每次训练 4 组，组与组之间间歇不超过 20 秒。

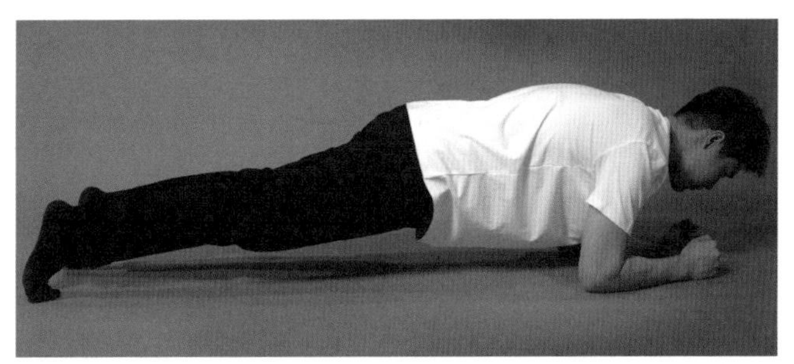

注意：腰不能塌，头不能低，肘臂呈 90°，坚持就是胜利。

（五）腰痛者揉肚子有奇效

临床上见到很多急性腰扭伤的患者，大部分来的时候都有一个共同点，就是猫着腰，直不起来。这样的情况一般发生于弯腰搬重物、打喷

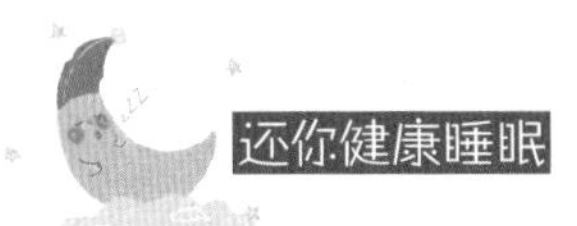

嚏、蹲厕所之后，腰部由折叠屈曲的状态到伸直的过程中无法顺利完成动作，感觉总是使不上劲，一动就会酸痛明显。一说到腰部肌肉，大家可能首先想到的就是背部、下腰部肌肉，它们厚实、容易触及，而腰部损伤多发生在腰椎的前侧。

在临床中治疗急性腰扭伤，尤其是弯腰起身费劲的患者，我都会去放松他们的腹部，看起来像是揉肚子，其实我是在找髂腰肌。

髂腰肌，由腰大肌和髂肌构成。腰大肌起自腰椎体的侧面和横突，髂肌起自髂窝。两肌相结合，经腹股沟韧带的深处下至髋关节的前面而止于股骨的小转子。此肌肉可屈与外旋大腿，下肢固定时使骨盆和躯干前屈。当我们坐下时，髂腰肌会收缩变短；当我们站立的时候，缩短的髂腰肌没有准备好发力，或所承受的力量超过了它本身的伸展范围，就会出现拉伤，造成髂腰肌的撕裂、肿胀和无菌性炎症。此外，仰卧起坐、跳舞及几乎所有涉及腿部的运动也会导致髂腰肌过度使用而变得紧绷，导致肌肉紧缩。恐惧或压力与髂腰肌紧张之间也有关系。想一想你在面临重要考试或面试的时候，是不是有小腹部的紧张感、挛感，这就与髂腰肌紧张有关。

多种因素导致的髂腰肌紧绷可能会将下背部向前“拉”，形成前凸状态，这是由骨盆前倾而造成的一种夸张的腰椎曲线。这种不良状态可能导致腰部两侧或腰部酸痛、臀部前部疼痛。髂腰肌的紧绷也可能通过限制髋部的伸展来缩短步幅，会影响运动的动作。

当你出现了腰部的酸痛感却又无从下手，可以通过髂腰肌按摩来缓解。

（1）搓揉腹部正中线法：仰卧，屈髋屈膝，双脚踩在床上。双手中间三指重叠，以指腹着力，在患者下腹部正中线上横向往返搓揉。

（2）按揉腹部侧线法：体位同上。双手中间三指重叠，以指端着力，在患者下腹部正中线旁开 2 寸的侧线上向中内方向按压、点揉、弹拨。

（3）按揉髂窝法：仰卧，一侧下肢伸直，另一侧髋膝关节屈曲，髋关节外展。术者双手中间三指重叠，以指端着力，在患者髂窝处向外按压、点揉、弹拨。找到明显的酸痛点不动，吸气时屈髋屈膝，尽可能让膝盖接近胸廓，呼吸时足跟贴床面，配合呼气速度缓缓伸直下肢，此动作重复操作 5 次。

（4）揉拨股骨小转子法：患者仰卧，一侧下肢伸直，另一侧髋膝关节屈曲，髋关节外展。术者双手中间三指重叠，以指腹着力向内揉拨股骨小转子。

上面的按摩方法不仅适用于腰疼的时候，如果平时我们觉得腹部紧张、膀胱有压迫感、腿部酸胀都可以进行自我按摩。睡前进行按摩能够让我们整体放松下来，不再有紧张、拘挛的感觉。

急性腰扭伤注意事项

· 避免过量运动、劳累，功能锻炼时要注意细节。

· 本身腰椎就有慢性问题，又遇到急性外伤，应考虑自身条件，先以止痛为主，必要时可结合用消炎镇痛药或肌肉松弛药物。

· 在可以接受的范围内，可以考虑联合针灸、理疗、针刀微创治疗。

· 饮食上宜清淡，少吃生冷食物，适当增加蛋白质及粗纤维食物的摄入。

· 在日常运动时，要避免过于剧烈和对抗的运动，可从拉伸、瑜伽、八段锦等缓和运动开始练习。随着腰部功能的改善，可在指导下进行腰部肌肉的强化训练。

（六）认清坐骨神经痛和腰椎间盘突出症

王阿姨是我的老患者了，前两年因为腰椎间盘突出症来找我做推拿、针灸，效果非常不错，这些年一直没有复发。前几天去新疆旅游回来，从臀部牵连着左腿疼得厉害，像是过电一样往下窜痛，她怀疑自己是腰椎间盘突出症又犯了，但是奇怪的是腰部还好，没有明显的症状，因此又来门诊听我的意见。

王阿姨的情况其实很简单，今年63岁，她退休前是老师，工作的原因需要久坐久站，日积月累她的腰椎出现了退行性病变，既往的影像学检查显示骨质增生、腰椎曲度变直、第4～第5腰椎与第5腰椎～第1骶椎椎间盘突出。这次出去长途旅行也是犹豫很久才决定的，新疆地界宽阔，到每个城市景点都需要坐很长时间的汽车，还要保持一个姿势，这就是本次发病的直接诱因。

我先对王阿姨进行体格检查，腰部活动度尚可，腰部两侧肌肉有压痛，尤其是第3、第4、第5腰椎的横突。但王阿姨自己说这次腰部的疼痛不明显，就是有点累，症状主要集中在腿上，我继续检查，发现她的梨状肌、臀大肌、臀中肌、阔筋膜张肌也有压痛，左侧坐骨神经牵拉试验阳性，双下肢感觉检查对称，跟腱、膝腱反射对称，无肌力改变。查到这里我心里有了判断，虽然王阿姨有过腰椎间盘突出症的病史，但是这次发病应该诊断为继发性坐骨神经痛、腰椎退行性病变。

治疗过程中，我选取常规的放松手法治疗，先用㨰法、揉法放松腰背部、臀部，大约3分钟；然后以按法、点法刺激局部，松解紧张的筋膜及肌肉，大约3分钟，再用点法止痛，取穴环跳、风市、承扶、委中、合阳、承山等，点穴的时候用力稍重，让穴位有酸痛感为宜；随后用髋关节松动术松解梨状肌，弹拨法松解粘连、缓解肌肉痉挛，再用伸扳法调整腰椎、骶髂关节关系；最后以牵引拉伸下肢肌肉结束。

治疗后王阿姨臀部的疼痛当场缓解大半，她感觉左下肢的活动比之前灵活很多，但是在踢腿和外旋外展髋关节（跷二郎腿）时还是有酸痛感。我嘱咐王阿姨回去不要坐软沙发，不要拎重物，坚持治疗。在10次治疗之后，王阿姨的症状就消失了。

我们都听说过坐骨神经痛，腰椎间盘突出症更是耳熟能详，这两种疾病关系密切却又各自独立。坐骨神经痛是以坐骨神经径路及分布区域疼痛为主的综合征。坐骨神经痛的绝大多数病例是继发于坐骨神经局部及周围结构的病变对坐骨神经的刺激压迫与损害，称为继发性坐骨神经痛；少数为原发性，即坐骨神经炎。常见诱发坐骨神经痛的原因如下。

（1）腰椎间盘突出症：是坐骨神经痛最常见的原因，多发于第 4 ～第 5 腰椎及第 4 腰椎～第 1 骶椎的椎间盘，约 1/3 的患者有急性腰部外伤史，临床特点是有数周、数月腰背痛，而后一侧下肢的坐骨神经痛。体检除具有坐骨神经痛的一般症状外，尚有腰背肌紧张、腰部活动受限、脊柱侧弯、病变部位的棘突压痛。

（2）腰椎骨性关节病：多见于 40 岁以上者，亚急性慢性起病，多有长期腰痛史，坐久站起困难，站久坐下困难，临床上可表现为一侧或两侧的坐骨神经痛及腰部的症状。

（3）腰骶椎先天畸形：包括腰椎骶化、骶椎腰化、隐性脊柱裂。其中隐性脊柱裂除可表现有坐骨神经痛外，患者常有遗尿史，体检时可发现有足畸形，腰骶部皮肤异常，如肛门后方的小凹、骶部中线上的小血管瘤，可以此客观而准确地明确椎板未愈合的部位。

（4）骶髂关节炎：常见为类风湿、结核性病变，在关节囊有渗出破坏时刺激第 4 ～第 5 腰椎神经干，部分患者可有坐骨神经痛症状。

如果大家有类似腰椎间盘突出症的症状，应注意与腰肌劳损、臀部纤维组织炎等臀部及大腿后部疼痛的疾病相鉴别，这些均是局部疼痛，无感觉障碍、肌力减退、跟腱反射减退等神经系统体征，腰椎间盘突出症和坐骨神经痛可是会有神经受损的症状的。

腰椎间盘是由连接上下椎体的软骨板、中间的髓核和包着髓核的纤维环 3 部分组成。其中，髓核为胶胨状，有很高的弹性。简单地说，腰椎间盘就是两节腰椎之间的缓冲垫。大部分腰椎间盘突出症的患者都有不同程度的诱因和易感因素，如长期久坐、伏案且缺乏锻炼，以及重体力劳动、体重大者，部分患者有外伤史等。上述各种原因可以导致腰椎间盘纤维

环持续退变而使纤维环破裂，髓核从里面流出，整个椎间盘更像是豆包，当挤压椎间盘的时候如果存在缺口或薄弱的缝隙，“馅料”髓核很容易被挤压出来，这种情况被称为腰椎间盘突出；如果只是劳损导致椎间盘缩水而被挤扁，就叫椎间盘膨出。在此，我们要注意，腰椎间盘突出是一种生理改变，当突出的腰椎间盘对神经根产生卡压，诱发了神经根炎的系列症状时，就视为疾病，即“腰椎间盘突出症”。一般来说，在没有症状之前腰椎间盘突出是不需要特别治疗的。

给大家分享 3 个动作，也叫“抻筋三式”，是腰腿痛的解压操，整体做下来可以促进血液循环，减少代谢产物堆积，坚持训练，可以有效缓解腰椎间盘突出、坐骨神经痛引发的腰、腿疼痛。

1. 抱膝叩承扶穴

仰卧位，患侧屈膝屈髋，对侧手扶住膝关节，患侧手握空拳叩击承扶穴 10 次，反复操作 3 遍。

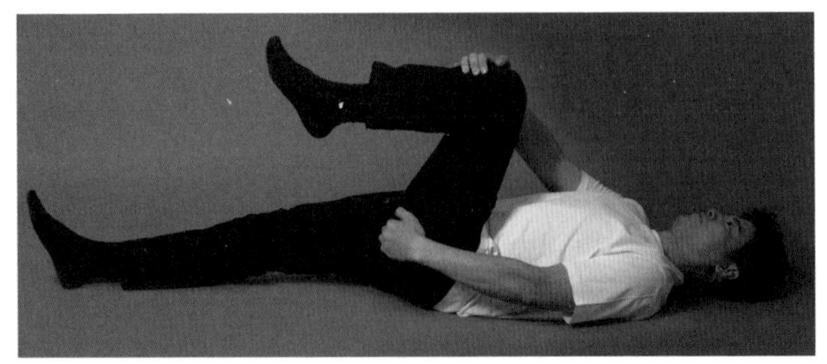

注意：动作因人而异，如果够不到承扶穴只做抱膝。

2. 屈髋叩环跳穴

侧卧位，以右侧卧为例，右下肢伸直，左下肢屈曲 90°，身体微后仰，左手扶住右腿，使臀部肌肉有紧张感，左手握空拳交替叩击臀部外侧环跳穴区域共 15 次左右，以局部酸胀为度。

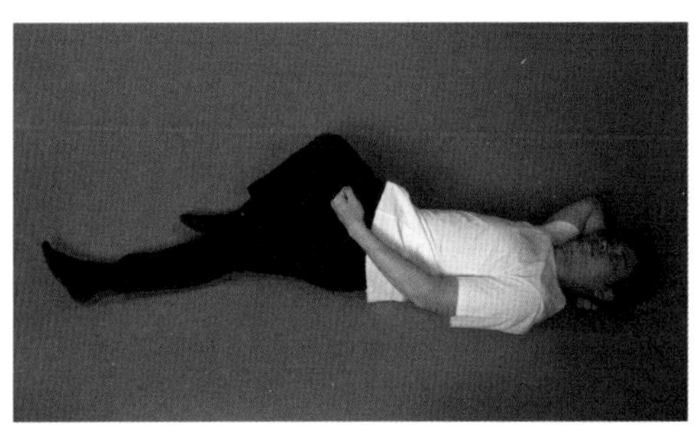

注意：叩击时要一松一紧，重点在酸痛区域操作。

3. 抱膝压腿

抱着一侧膝盖，使另一侧的大腿尽力往对侧胸口靠，比如，抱住左膝盖，抬起右腿，让右腿尽量贴近左侧胸口，坚持 5 ～ 10 秒，做完一侧做另一侧。

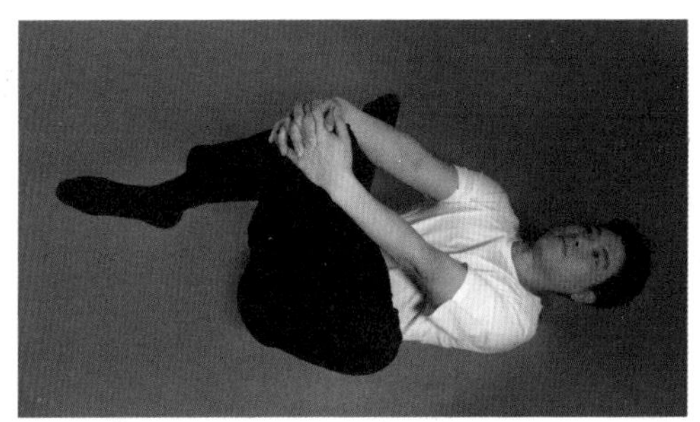

注意：老年人如果做不了这个动作，可以改为压腿。

（七）解决腰肌劳损，从正确坐姿开始

急性腰扭伤如果不能及时治愈，会发展成为慢性的腰肌劳损。但是，慢性的腰肌劳损可不都是急性腰扭伤引起的。门诊上很多腰肌劳损患者就是从静力性损伤缓慢演变而来的。

2022 年夏天，我们科室来了一个腰痛患者大伟，说是白天长时间坐着办公同时开着空调对腰背部直吹，下班回家后也一直坐在电脑面前，

晚上睡觉时就觉得腰背部疼痛，然后自己就买了点膏药贴了下，休息之后疼痛就减轻了。春节期间他回老家过年的时候，天天除了躺在家里的沙发上，就是半倚在床头，没两天腰就疼得厉害，自己找了一家推拿按摩店做了几次推拿和拔罐之后疼痛减轻，虽然还有点疼痛，但因工作繁忙，所以就拖着没有继续治疗了。直到前不久，他腰部突然疼痛难忍且直腰站立困难，不能弯腰，才来我科寻求诊治。

面对大伟的情况，我进行了细致的查体，发现他的脊柱存在侧弯，在脊柱两侧也能找到非常明显的压痛点，尤其是腰椎棘突旁及第 3、第 4、第 5 腰椎的横突。在 X 线检查影像中也能清晰地看到脊柱偏歪，这证明着他脊柱两侧肌肉的不平衡，两侧松紧程度不一致。直腿抬高试验结果呈阴性，神经系统检查阴性，双下肢感觉检查对称，跟腱、膝腱反射对称，无肌力改变。排除了腰椎间盘突出症，明确诊断为腰椎侧弯、腰肌劳损。

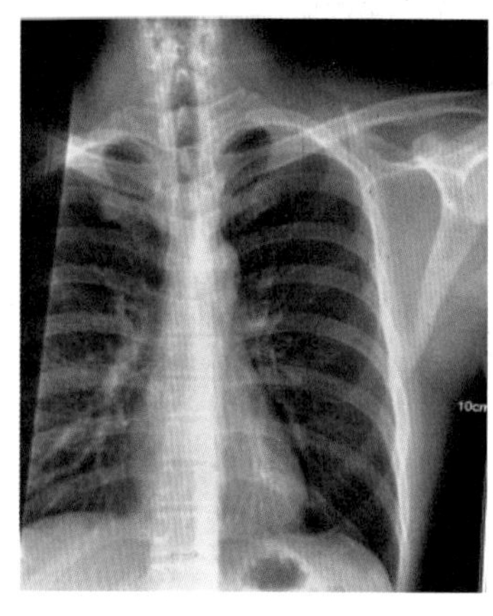

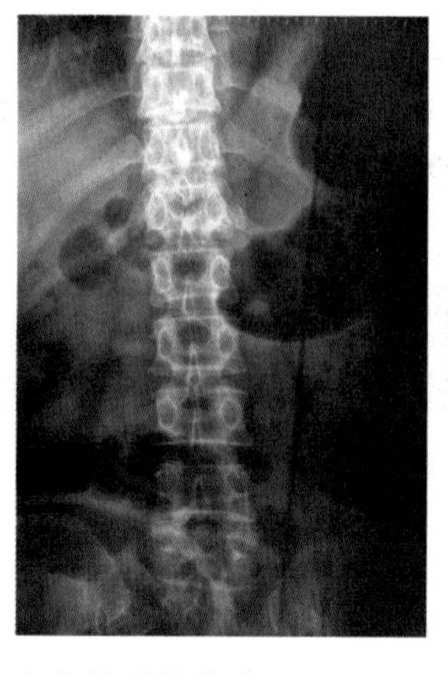

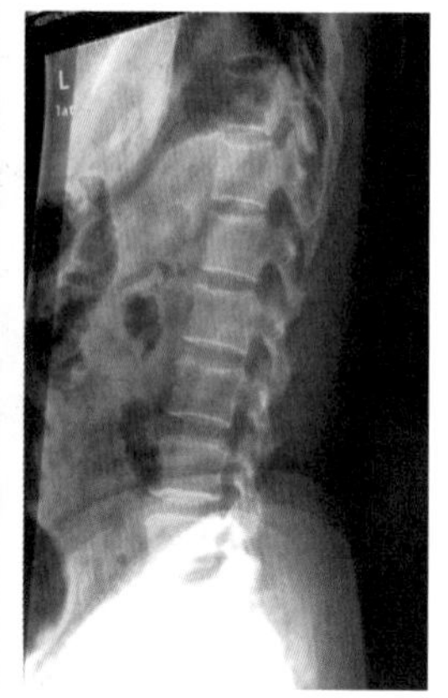

大伟的影像检查。

治疗中先用㨰法、揉法、按法、点法放松背部；再点法止痛：委中、合阳、承山等；最后手法纠正错位，弹拨法松解粘连、缓解肌肉痉挛，以腰部侧扳法、后伸扳法调整腰椎椎间关节关系，以松解髂腰肌放松脊柱前侧肌肉结束。在治疗过程中，我嘱咐大伟自己回家之后多加注意坐姿，避免久坐、寒冷等危险因素。在治疗2周后，大伟腰部的酸痛感明显缓解，两侧肌肉也恢复了弹性，活动更加自如，腰肌劳损的症状得到了明显的改善，但腰椎侧弯的矫正之路才刚刚开始。

腰椎不好的患者，不建议坐特别松软的沙发。当大家坐在这类沙发上时，通常都会采取一种将腰部塌下来坐的姿势，腰椎无法保持挺拔的姿态，容易引起腰肌力量的退化。此时腰肌也比较难找到着力点，因此受到的压力更大。

建议这类人群选择比较硬的椅子，更容易支撑腰部的肌肉，而且硬的椅子能够迫使人们采取一个比较正确的坐姿，尽量找带靠背的椅子，而且椅子高度不要过高或过低。椅子过高，容易使双脚离地，大腿后部肌肉受压，影响骨盆放松；椅子过低，则会增大髋关节的屈伸度，使骨盆倾斜，这些都容易引起腰肌劳损。但也不要坐过硬的椅子太久，久坐过硬的椅子会使局部血液循环受到影响。长时间坐着工作的人和腰部本来就有伤或者疼痛不适的人，建议在背后腰部靠下的地方放一个靠垫，能更好地承托腰部，使腰部肌肉有相应的支撑。

防止腰肌劳损，除避免久坐外，标准的坐姿同样十分重要。

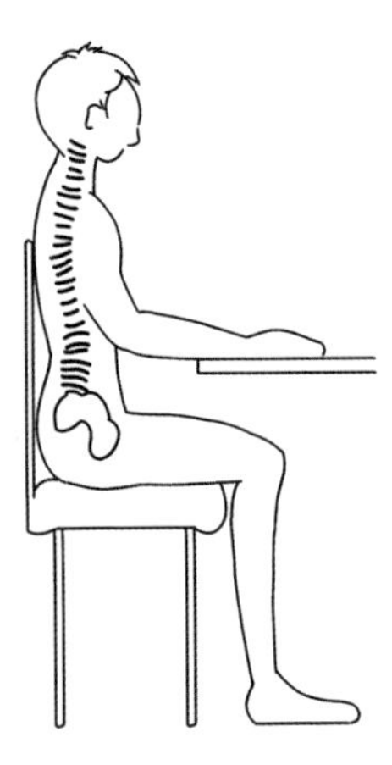

标准坐姿示意。

（1）坐的时候，应该保持上身挺直，收腹。

（2）应该多变化姿势，不要长时间只让部分关节和周边肌肉受力。如果坐累了，可以靠在座椅靠背上稍休息，但此时也要注意保持腰部有靠背支撑，不要悬空。当然，我们还是推荐各位年轻朋友坐累了不妨站一会儿，甚至可以在椅子上跪一会儿，这也是最佳的休息方法。

（3）坐位时应调整座椅高度，使得双脚踩在地面上，小腿与地面垂直，大腿与地面平行。这样腿部的重量被双脚承担而不会转移到臀部，从而保证骨盆处于中立位，腰背部肌肉得到放松。

三、走出睡眠误区，睡出健康体态

（一）睡姿也分好坏

我们平时睡觉的姿势大体分为 3 种：仰卧位、侧卧位和俯卧位。据医学调查，常用仰卧位睡觉的人约占 60%，侧卧位约占 35%，俯卧位约占 5%。

俯卧位也就是趴着睡，很多人都觉得这样有安全感，睡着踏实，但真的是这样吗？一般趴着睡觉时为了正常呼吸不堵住鼻孔，必须将头部向一侧极度扭转，颈部两侧就会变得不平衡，从而引起颈部肌肉、韧带及关节的劳损和退行性改变，导致颈部疾病的发生；并且趴着睡会压迫心肺，影响呼吸，加重心脏负担。

午休时在办公桌、课桌上趴着打盹也会对颈椎造成伤害，原本是为了休息，但起来后可能会感觉头昏、眼花、浑身无力，这是颈部长时间过度倾斜，颈部肌肉及韧带过度牵拉，大脑的血液供给减少，造成大脑缺血缺氧。而且这样趴着会压迫眼球，对视力也会有很大影响。如果你有趴着睡的习惯，应该及时纠正过来。

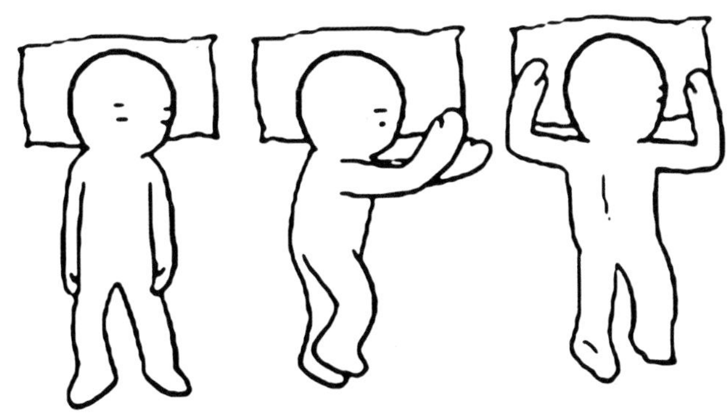

侧卧时由于肩与头的落差，颈椎处于相对倾斜的位置，牵拉较小。药王孙思邈在《千金要方·道林养性》中也说："屈膝侧卧，益人气力，胜正偃卧。"可见侧卧睡姿比仰卧有益。

侧卧应该向左侧还是向右侧呢？由于左侧卧位容易压迫心脏，故右侧卧位较好，而且右侧卧位可以让周身放松，气血顺畅，脏腑通达。

但是仰卧位应该是最简单的，也是最容易让人放松的姿势，并且对颈椎的牵拉程度较小，也属于合适的睡姿。

总的来说，睡眠过程中能保持颈椎中立位的姿势就是好的睡姿。只要不影响或加重心脏负担、不引起脊柱变形、能使全身肌肉放松、有利于休息的睡眠姿势都是合理的。

（二）选对枕头，睡出好颈椎

我有位年轻的女患者坤坤，23 岁，互联网从业者，一天到晚都低着头盯着屏幕，坐在电脑前设计模型。颈部常年酸痛，有时候动都动不了，一动就咔咔响，经常落枕，一疼就是 1 周。去年来医院检查，我看到她的颈椎曲度已经有变直的趋势了，除给她进行推拿、针刺的治疗外，在我的强烈建议下，她终于换了枕头。再见面的时候她就发出感慨："这个枕头就是我的命，有它我才能睡好觉，出差都带着它！"什么枕头能这么神奇？

有很多患者都咨询过我，买什么样的枕头能睡好觉，能对颈椎好呢？其实这个问题因人而异，在医生的眼中好枕头应该有以下 3 个特点。

1. 贴合颈椎曲度，为颈椎提供有力支撑

我们的颈椎是有生理曲度的，在平卧时，颈椎的曲度像拱桥一样，枕头过低或过高都不能承托起你的颈部。没有良好的支撑，一整晚你的颈部要么处于被牵拉状态，要么处于塌陷状态，完全不能得到放松和休息，甚至会让颈部肌肉产生劳损。这种情况短时间只是让你体验落枕的痛苦，久而久之就会造成颈椎曲度消失、颈椎侧弯等问题。

一个好的枕头需要贴合你的颈部曲线。每个人的颈部曲线都不同，只有保证枕头有适当的柔软度、支撑力，才能最好地贴合不同人的颈部曲线，帮助颈椎保持中立位并放松的状态。

2. 能高能低，适应平卧和侧卧时对枕头高度的需求

仰卧姿势中，脊柱透视图呈现一条曲线；侧卧姿势中，脊柱透视图呈现一条直线。

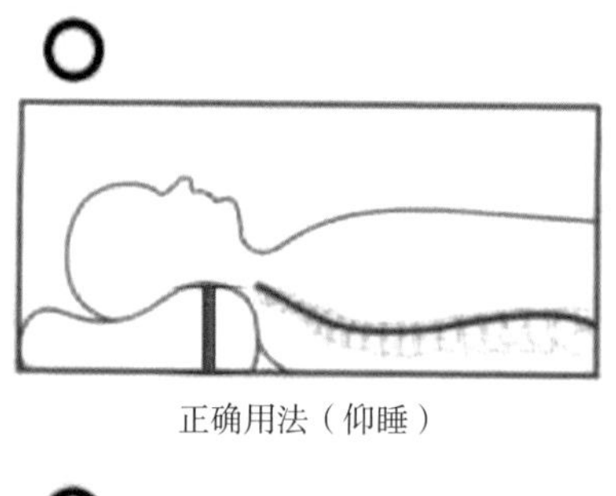

正确用法（仰睡）

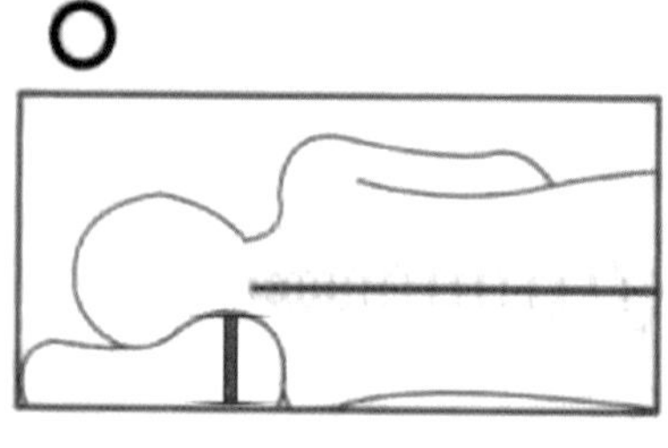

正确用法（侧睡）

不管选什么样材质、形状、品牌的枕头，都要选好高度。为了维持脊柱的生理曲线，需要枕头有恰好的高度，即枕下后床垫与颈椎之间的距离 = 枕芯的理想高度。有的人认为是一拳的距离，这并不准确，我建议大家可以在家里床垫上躺下后，按自己的生理曲度不断用毛巾填充之后，找到最适合自己的高度。

此外，判断枕头是否贴合颈椎原本的生理弧度，还有一个很简单的办法。第 7 颈椎，也就是低头时看到和摸到颈部最高突起的部位，是我们颈椎的最后一节。第 7 颈椎能被枕头很好地支撑住而没有悬空，就说明枕头的弧度是合适的。大家可以感受一下，如果平躺时手能伸进枕头和脖子之间摸到第 7 颈椎，说明枕头不够贴合。如果无法伸手摸到自己的第 7 颈椎，说明没有缝隙，严密贴合。

3. 透气、易清洗

市面上含有聚酯纤维、羽绒、乳胶、荞麦皮、中药等各类填充物的枕头都需要符合透气、易清洁的要求，长期和皮肤接触的物品都需要有良好的透气性能，这样才能让整个睡眠非常舒适。头皮的汗腺发达，皮肤分泌油脂较多，要选择能方便清洁的材质的枕头。

枕头需要经常调整，当发现高度下降、硬度变软时，要适当补充填充物或更换枕头，一般枕头更换周期为 3 ～ 4 年。

此外，还有许多专门为颈椎病患者设计的圆筒枕头和中间低四面高的凹形枕，其实这些枕头对颈椎有害无益。圆筒枕卡在脖子下面，从颈椎的生理曲线上似乎是在填充凹陷，起到牵引的作用和短暂的颈部放松作用，但不能作为长期睡眠枕的选择，长久处于牵引状态反而对颈椎有害。我们在睡觉时经常翻身，侧卧时圆筒枕会对一侧的颈部血管产生压迫。如果放在头部，悬空的颈部也不能有效放松。网络上大多数所谓的颈椎枕都只适合短暂进行放松拉伸，不可替代舒适、支撑力好的睡眠枕，大家需要注意甄别。

（三）不只枕“头”，还要枕“颈”

大家还要注意，枕头不只是用来枕“头”的。这个说法似乎有些拗口，在古代枕头的确都是枕在后枕部，但是为了保护颈椎，我更推荐大家，把枕头枕在颈部曲度和肩膀的位置。每次睡觉前，保证颈部和肩膀被柔软舒适的枕头“捧住”，才是最佳睡眠体验的开始。

头和颈部都需要与枕头完美贴合，没有缝隙，从而得到很好的支撑。正常的颈椎在放松状态下会有一个生理弧度。在睡觉时如果颈部没有枕头的支撑，颈椎为了保持头部稳定，就会受力，从一个放松的弧度变成僵直的状态。当枕头太高或太低时，颈部的血管、神经会被压迫，颈肩部的肌肉出现异常紧张或牵拉。

如果枕过高的枕头，颈椎向下弯曲受力，就像一直保持手机低头族的姿势；枕过低的枕头，颈椎的生理弧度被过分弯曲，无法放松。只有在睡觉时还原颈椎的生理弧度，颈椎椎间孔得到舒张，才能避免醒来后出现肩膀、颈部僵硬酸痛及手部麻木等症状。

第四章　推拿妙方调理睡眠

失眠不是病，病的是脏腑

《黄帝内经》中，失眠被称为“目不瞑”“不得眠”，而其主要原因被认为有两种，一是其他病证影响，如咳嗽、呕吐、腹胀等，使人不得安卧；二是气血阴阳失和，使人不能寐（这也对应了原发性失眠和继发性失眠），如《素问·病能论》曰：“人有卧而有所不安者，何也……脏有所伤，及精有所之寄则安，故人不能悬其病也。”《素问·逆调论》：“阳明者胃脉也，胃者六腑之海，其气亦下行，阳明逆，不得从其道，故不得卧也。《脉书·下经》曰‘胃不和则卧不安’，此之谓也。”

最早提出“不寐”这一病名的中医典籍则是《难经》，《难经·四十六难》认为老人不寐的病机为“血气衰，肌肉不滑，荣卫之道涩，故昼日不能精，夜不得寐也”。到了明代，张景岳的《景岳全书·不寐》记载：“如痰如火，如寒气水气，如饮食忿怒之不寐者，此皆内邪滞逆之扰也……思虑劳倦，惊恐忧疑，及别无所累而常多不寐者，总属真阴精血之不足，阴阳不交，而神有不安其室耳。”在治疗上应用了黄连阿胶汤及酸枣仁汤治疗失眠，这也是传承至今的经典名方。

此后的各代医家对不寐逐渐有了较为完善的认识和分析，张景岳的《景岳全书·不寐》较全面地归纳和总结了不寐的病因病机及其辨证施治方法，“寐本乎阴，神其主也，神安则寐，神不安则不寐。其所以不安者，一由邪气之扰，广由营气之不足耳”；“饮浓茶则不寐，心有事亦不寐者，以心气之被伐也”；“有体气素盛偶为痰火所致，不得眠者，宜先用滚痰丸，次用安神丸清心凉膈之类。有体素弱，或因过劳，或因病后，此为不足，宜用养血安神之类。凡病后及妇人产后不得眠者，此皆气虚而心脾二脏不足，虽有痰火，亦不宜过于攻，治仍当以补养为君，或佐以清

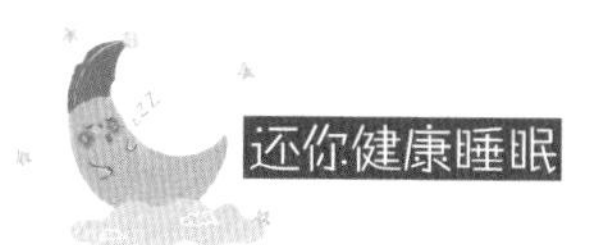

痰降火之药。”《景岳全书·不寐·论治》中记载：“无邪而不寐者……宜以养营气为主治……即有微痰微火皆不必顾，只宜培养气血，血气复则诸症自退，若兼顾而杂治之，则十曝一寒，病必难愈，渐至元神俱竭而不可救者有矣”；“有邪而不寐者，去其邪而神自安也。”《类证治裁·不寐》提道：“阳气自动而之静，则寐；阴气自静而之动，则寤；不寐者，病在阳不交阴也。”将失眠病机分析为阴阳失调所引起的。

总结下来，中医认为心主神明，神安则寐。失眠的病因虽多，但以情志、饮食或气血亏虚等内伤病因居多，由这些病因引起心、肝、脾、胃、肾的气血失和，阴阳失调，最终导致心失所养和（或）心神不安，进而诱发了失眠。其病位在心，但与其余脏腑（肝、胆、脾、胃、肾）也有着密切的关系。气血充足，心有所养，气机条达；肝体柔和，统摄于脾；生化不息，化而为精，内藏于肾，以致神定志安。可见失眠的总病机是阴阳失调，阴不入阳；病位在心，与肝（胆）、脾（胃）、肾的关系也十分密切。

一、脏腑安和寝方安

中医观念认为，导致人生病的因素可以归结为 3 种，即内因（七情：喜、怒、忧、思、悲、恐、惊）、外因（六淫：风、寒、暑、湿、燥、火）和不内外因（饮食不调、起居无常等），只要从这 3 方面加以注意，很多疾病是完全可以避免的。想要不生病，吃得好、睡得香，就要有内在的“稳态”，要求内在强壮，外在调养。内在强壮，包括身体健康、五脏安和、内心宁静 3 层含义。

现代人生活压力大，尤其是精神紧张，大脑皮层得不到放松，因此自主神经协调性降低，内脏得不到舒展，尤其是思虑过度、生气、郁闷之后，手足冰凉、口干舌燥、胸口有堵塞感、食欲降低、睡眠不安、精力不足、神疲乏力，此皆五脏之气郁滞的表现。养生的最高境界在于养神，心神宁静空灵，五脏自然安和，真气自然顺从和畅，身体自然健康。

正如《黄帝内经》所言：“恬淡虚无，真气从之，精神内守，病安从来。”这便是养心之道。“道为德之体，德为道之用。”遵循“道”，言行举止自然流露便是“德”，而内心的自然状态便是老子所谓的“常”。《道德经》云：“复命曰常，知常曰明。不知常，妄作凶。”只有一个人的内在健康了，才是真正的健康。想要健康，内心修炼是必不可少的，中医讲究通过我们的意念，配合我们的呼吸，坚持长期锻炼，以达到真正的健康。

躯体疾病除了包括运动系统疾病，还有各种内分泌、消化、循环系统疾病等，中医范畴内一般将失眠称为“不寐”或“不得眠”“目不瞑”等，多是外感或内伤导致的脏腑功能紊乱，阴阳失调而发生的。正常的睡眠有赖于脏腑调和，阴平阳秘，阳入于阴。人体的生物节律要正常，生活起居要规律，到了晚上阳入于阴，日落之后把节奏放慢，到了夜间不再亢奋，让心情平静，把身体的状态慢慢过渡到睡眠状态。但是时不时就会出现饮食不节、情志失常、劳倦或思虑过度、年迈体虚等因素导致阴阳失调、阳不入阴、心神不宁、神不守舍而出现失眠。这个发病过程和肝、心、脾、肺、肾五脏息息相关。只有身体健康、五脏安和、内心宁静，才能换来真的“稳态”，身体才是阴阳平衡的状态。

五脏安和的状态很容易受到不内外因影响，比如说生活方式或者生活中的一些变化，人际关系、情绪波动、饮食调整、身体疲倦、衰老等因素。主要体现在下面 4 个方面。

1. 情志所伤

张阿姨今年 67 岁，以前是铁路文工团的，平时最喜欢各处旅游，参加摄影、跳舞、合唱团的各种活动，整个人看起来就像 40 岁一样，精神抖擞。但毕竟年轻时经历过一段艰坚难岁月，张阿姨的身体在工作中也是留下了很多老伤。她的双膝和腰椎都有非常明显的退变，关节软骨磨损严重，关节间隙明显变窄，这种情况不允许她走太远的路或做太剧烈的运动。前一段时间张阿姨和几位朋友从新疆环线玩了 15 天，回来时既开

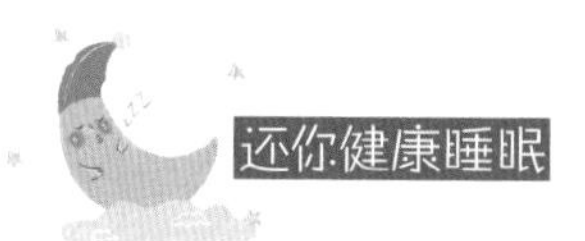

心又疲惫，美景赏心悦目，路途遥远是真累人。张阿姨来就诊时跟我说，这个膝盖在最后几天就开始疼痛肿胀，连10分钟的路都走不下来，非常痛苦。她觉得自己的身体特别好，怎么膝盖这么“拖后腿”，想去哪儿看看玩玩都指望走路呢，这要是出了问题可真麻烦。带着这种郁闷的心情，她开始出现了失眠，整夜睡不着觉。

张阿姨的失眠并不是因为本身的精神或者睡眠习惯改变，根本的原因还是存在躯体问题，导致了不良情绪、心理状态改变。暴怒伤肝、思虑伤脾、心虚胆怯、过喜过悲都能够让我们的心神不安稳，无法顺利进入睡眠。

例如，当你睡觉之前和别人生了闷气，抑或深夜遇到了争执吵架，心态很难平和下来，暴怒伤肝，肝气上冲，没地方发泄，这点火气慢慢就会郁闷在胸中，让你怒火中烧，心神不宁，睡不着觉。

还有一种常见情况，第二天是重要的考试或者是面试，前一天晚上各种担心、忧虑也会让我们脾气受损，无法正常运行气血生化的功能，一两次会导致暂时性失眠，但是如果总是有事情压在心头，让你左右不得放松，就会心脾两虚，气血亏散，心神不得养护就会失眠。

很多老年人或体弱多病之人，本身气血不足，经不起起伏跌宕的刺激，如果偶遇惊吓，胆气虚弱的人就会被刺激到，少阳之气难以生发，慢慢地肝郁脾虚，痰浊内生，扰动心神，甚至出现胡言乱语，难以闭目入睡。

如果五志过极，太过开心或太过悲伤都会让我们的脏腑功能出现偏颇，身体内的阴阳、气血、出入平衡被打破，也就难以维持正常的生活节律了。

2. 饮食不节

我国幅员辽阔，每个地区、城市，甚至是区县都有着各自的饮食习惯。这种当地的饮食习惯是建立在长期以来的身体或遗传基因上的。以前北京的口味多以咸鲜为主，后来交通网络越来越发达，近年来，川渝风味遍地都是，麻辣、酸辣、辛辣的厚重口味似乎越来越受欢迎，很多年轻人好像没有辣椒、孜然、花椒等刺激性调味品，饮食就无法下咽。这一方面说明饮食口味在地域上呈现多元化趋势，毕竟大城市的流动人口比重较大，其中川渝、云贵等地人们的饮食口味因地域特点偏辛辣；另一方面，也与脾胃元气受损有很大关系，在强压力或快节奏下，尤其是熬夜、夜宵等不良生活习惯的影响，很多人感到胃脘满胀、食欲不振，总想吃一些辛辣厚味以刺激食欲。中医所谓的"厚味"，即食品味道厚重，如辛、辣、麻、过咸、过酸等，它与"肥甘"，即油腻、甜腻的食物统称为"肥甘厚味"。厚味伤脾，肥甘生痰。辛辣的饮食不仅会耗伤胃阴，表现为反酸、烧心（胃灼热）、恶心、呕吐、便干等，还会导致消化系统的各种器质性病变，如慢性浅表性胃炎、胃溃疡、十二指肠溃疡、痔疮等。肥腻油腻的食品阻滞脾胃健运，导致消化不良及胃肠功能紊乱，还会继而引起肥胖、高血糖、高血压、高血脂等表现。

明朝御医龚廷贤所著养生专书《寿世保元》中也说："善养生者养内，不善养生者养外。养内者以活脏腑，调顺血脉，使一身流行冲和，百病不作。养外者咨口腹之欲，极滋味之美，穷饮食之乐，虽肌体充腴，容色悦泽，而酷烈之气，内浊脏腑，精神虚矣，安能保全太和。"所以，应多吃五谷杂粮、蔬菜水果，少吃膏粱厚味，以使神清体健，从而达到益寿延年的目的。

3. 劳倦过度

慢性疲劳综合征普遍存在于大城市的白领人群中。白天在公司、社会中奔波劳作，劳倦过度，暗耗心血，到了晚上，加班、熬夜再一次挤占本该休息的时间，让身体得不到应有的养护。慢慢气血亏虚，心失所养，神不守舍，最后导致想睡都睡不着了。更有甚者，晚上仍然要熬夜工作，设计思考，绞尽脑汁，这样会损伤肝肾之精，造成虚火上炎，眼睛里布满血丝，整个人焦黄消瘦，心神不宁，睡前眼睛里都是画面，脑海里都是各种想法，无法安静进入睡眠。

4. 久病、年老体虚

中医认为，人的元气来自肾，属于先天之气，是父母给的，又经过后天脾胃不断补充、滋养，是一种功能的状态。气虚的原因主要就是先天不足，本身禀赋不够，再有就是后天失养。后天失养有很多原因，若本身气血不足、年老体衰或大病久病之后正气亏虚，会让五脏之精衰少，髓海不足。把人比作开在路上的汽车，我们必须保证油箱里的油是够用的。怎么算是够用？如果消耗量比较少，我们可以通过及时补充或者加油来弥补损耗。如果每天消耗较多，那就应该多花些时间来弥补这种损耗，但是就怕光是耗损，没有补充。“劳则气耗”，气是推动我们人体运行的一种能量，能够维持我们人体正常的生理功能。学习、工作都靠着这种功能的发挥。如果你在一个正常的范围内利用这些能量，再有规律地用足够的物质、时间去补充，转化为新的能量，那你的气就会耗损得很慢。但是如果你消耗得太过了，又没有及时补充，能量的支出和供给处于一个不平衡状态，这时气肯定耗损得快，以至于越来越少。肾的元气是我们生命的本钱，不能总想着去透支，要学会节约，合理“消费”。

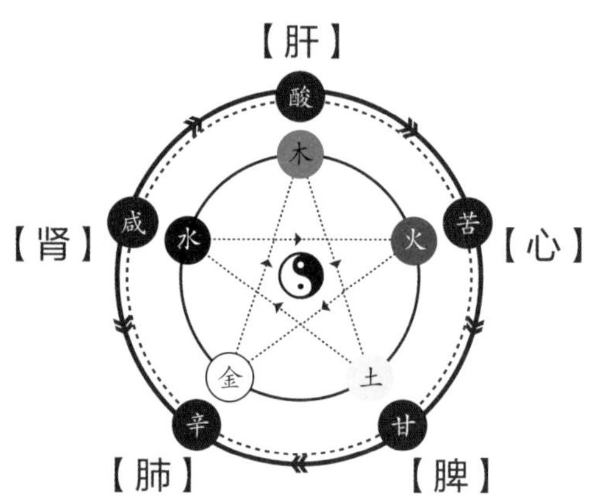

人的精神意识、思维活动分属五脏，心藏神、肝藏魂、肺藏魄、脾藏意、肾藏志。若气血充足，五脏安和，九窍通利，则清阳出上窍而上达于脑，人的精神意识、思维活动才正常，白天出于阳，阳主动，所以白天工作生活；夜间入于阴，阴主静，所以人要入睡，以补充白天消耗掉的精气。

中医五脏，指心、肝、脾、肺、肾，其共同的生理作用是化生和储藏精气，并藏神。五脏职能各有所司，彼此协调，共同维持生命进程。人体是以五脏为中心的一个整体，密切联系着六腑、官窍、津液、五体、五华、情志等；同时五脏属五行，与外界，如季节、时辰、颜色、方向、气候、气味、音律等紧密联系，将人体与自然环境相统一。五脏在人体生命活动中起主导作用，五脏安，则身健；五脏不安，则为病。如今人们以五脏的特性、喜恶为基，利用饮食、运动、经络、情志等方法调理五脏，同样，我们可以通过自身按摩来安和五脏，提升正气。根据五脏的生理功能我们将整套按摩分为宣肺通腑、宁心安神、疏肝解郁、健脾化湿和补肾纳气 5 个部分。

二、五脏安和操

（一）宣肺通腑

肺在五脏中位置最高，覆盖诸脏，其生理功能主要是主气司呼吸，主行水，朝百脉，主治节。其与大肠相表里，与大肠传糟粕和主津的功能密切相关。肺气以宣发肃降为基本运行形式，若宣降协调，则呼吸均匀，水精四布，腑气通畅。以下提出“叩中府、云门穴，推肺经”的推拿方法以助肺气宣降。

1. 叩中府、云门穴

中府、云门穴都是肺经腧穴，云门穴位于胸前正中线旁开 6 寸，锁骨下缘处，中府穴于云门穴下 1 寸处，其中中府穴为肺经起始穴。叩击此二穴，可以起到肃降肺气、清泻肺热、止咳平喘的作用。对每穴叩击 15 ～ 20 次，以微痛为度。

2. 推肺经

肺经属手太阴经，为十二经第一条经脉，其体表循行位于胸部上外侧及上肢内面桡侧，推肺经可以起到宣肺止咳、开胸顺气的作用。用一侧手掌沿着肺经，从胸部的上外侧向上肢内外侧直接推到肺经下端的穴位。反复推 10 遍左右，以皮肤感到微热为度。

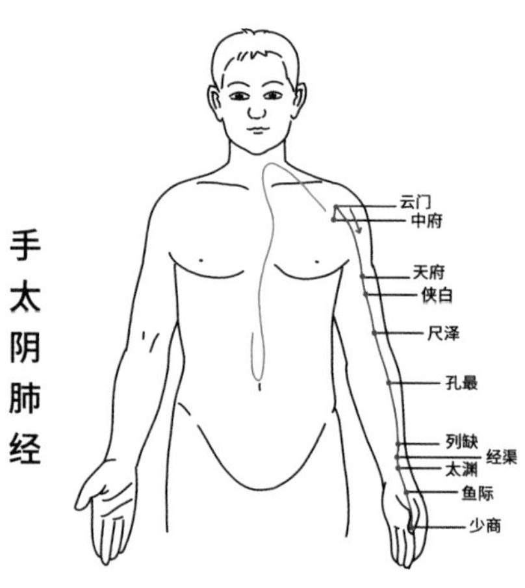

（二）宁心安神

心为五脏六腑之大主，为“君主之官”，外有心包卫护。其生理功能主要是主血脉、主藏神。心与小肠相表里，故与小肠受盛化物、泌别清浊的功能密切相关。心主血脉和主藏神的功能起着主宰人体整个生命活动的作用。心气充沛，则血液充盈、脉道通利、神安气定。以下提出“揉膻中穴”的推拿方法以助宁心安神。

膻中穴是任脉上的腧穴，位于前正中线上，两乳头连线的中点处。揉膻中穴，可以起到宽胸理气、活血通络、舒畅心胸的作用。用拇指指端

按揉此穴，揉 50 ～ 100 次。

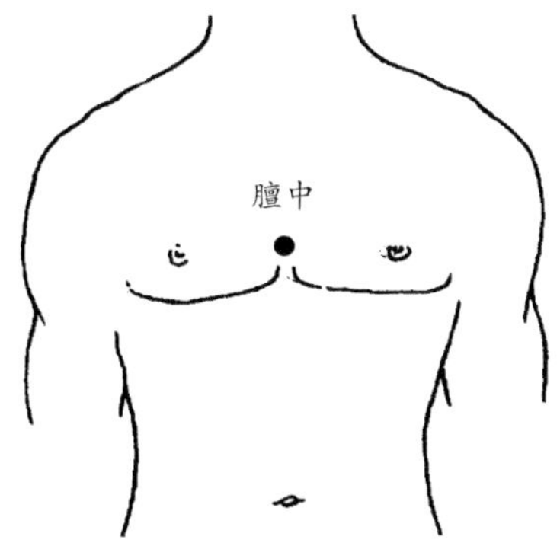

（三）疏肝解郁

肝位于横膈之下，喜条达而恶抑郁，为“刚脏”，其生理功能主要是主疏泄和主藏血，故有“体阴而用阳”之说。肝与胆相表里，故与胆贮存、排泄胆汁及参与食物消化的功能密切相关。肝气主升主动，肝气条达，肝血得藏，则气机舒畅、肝体得养，气血充沛，阴阳平衡。以下提出“推两胁”的推拿方法以疏肝解郁。

肝经于胸腹部循行：“上贯膈，布胁肋”，可以通过推两胁的方法散肝之郁、疏肝之气。双手按腋下，顺肋骨间隙推搓至胸前两手接触时返回，来回推搓 30 次。

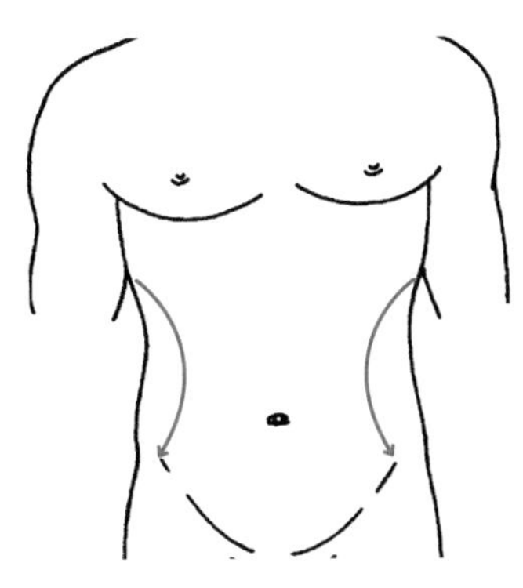

推搓胁肋的位置。

（四）健脾化湿

脾胃居于中焦，为“后天之本”，脾又为太阴湿土，喜燥恶湿。其生理功能主要是主运化、统摄血液，是人体对食物进行消化、吸收并输布其精微的主要脏器。脾与胃相表里，与胃贮纳、转运食物、消化食物的生理功能密切相关。脾气主升举，升举协调，则水谷精微得以营养周身，各脏位置相对恒定。以下提出“摩腹”的推拿方法以健脾化湿。

脾经于腹部的循行为前正中线旁开 6 寸处，且脾胃位于中焦，可以通过摩腹的方法以健脾化湿，行气消积。将双手搓热，以肚脐为中心，掌心或四指并拢贴合腹部，缓缓转圈。摩腹的速度不宜太快，约 2 秒一圈，操作 5 ～ 10 分钟。

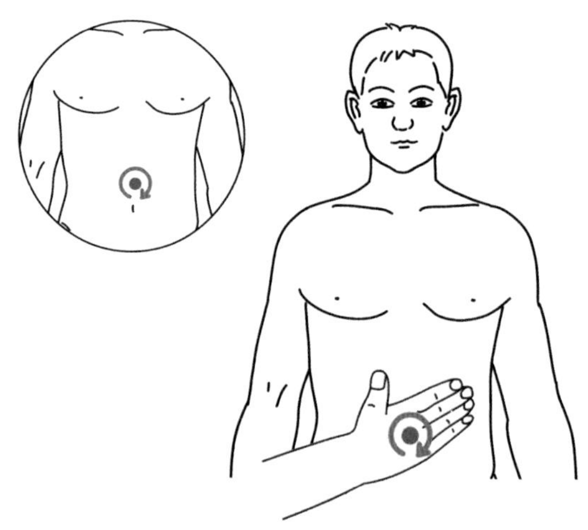

（五）补肾纳气

肾位于腰部脊柱两侧，为“先天之本”，又为“五脏阴阳之本”。肾的生理功能主要是：主藏精，主水，主纳气。肾与膀胱相表里，与膀胱贮存尿液、司开合的生理功能相关。肾藏先天之精，主生殖，为人体生命之本原。肾精化肾气，能资助、促进、协调全身脏腑之阴阳。故肾之精气充足，则身强体壮，气和平顺。以下提出“擦腰骶，擦涌泉”的推拿方法以补肾纳气。

1. 擦腰骶

腰为肾之府，腰骶部有肾俞、命门、腰阳关、腰俞等肾之相关穴位，擦腰骶可以起到补益肾阳、充盛肾气的作用。两手五指并拢，掌面紧贴腰部，用力擦向骶部，如此连续进行约 1 分钟，使皮肤微热为宜。

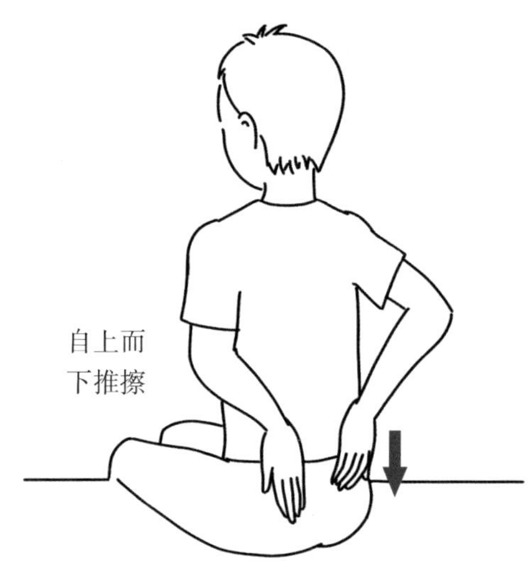

2. 擦涌泉

涌泉穴属于肾经腧穴，为肾经起始穴，在人体足底，位于足前部凹陷处第 2、第 3 趾趾缝纹头端与足跟连线的前 1/3 处。擦涌泉穴可以起到滋补肾精，充髓聪脑的作用。用一只手握着足趾，另一只手摩擦涌泉穴，摩擦约 3 分钟，以感到足心发热为度。

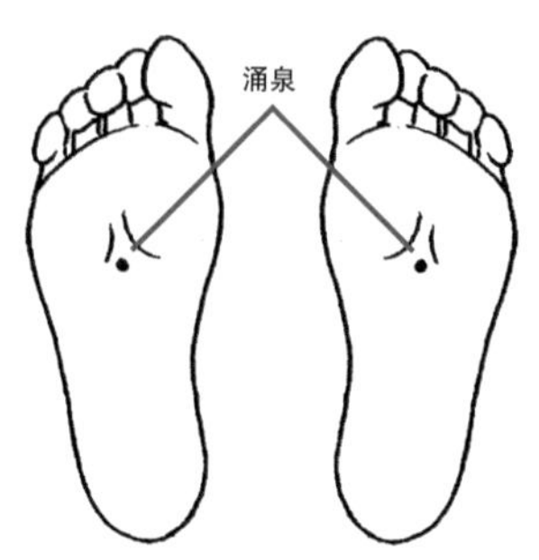

中医著名“治未病”思想，即未病先防、遇病早调，无不体现正气的重要性，我们通过五部按摩调理五脏，充盛通畅五脏元真，从而在更大程度上调动人体自我调节修复系统和抗病能力。大家可以通过每日操作五脏安和按摩法，增强抵抗力，提升正气，改善睡眠，远离疾病。

三、推拿调理脏腑，贵在坚持

（一）胃不和则卧不安

人晚上之所以可以安眠，是气机下降，阳气收藏，阳入于阴，心神才能安宁，人才能入眠，或进入深睡眠。可是如果脾胃功能不强健，胃有积滞停留，脾胃升降失常，阳气不收，向上漂浮，心神被扰，这样要么睡不着，要么睡着了也是浅睡眠，梦多。

因此脾胃存在问题的人，睡眠一般都不会太好。

中医认为脾主运化、主升清，胃主降浊，脾胃功能相互配合，则可升清降浊，是气机升降之枢纽，气血生化之源。如果脾胃虚弱，或进食过多，则导致食物积滞于胃，酿生湿热，壅遏于中焦，湿热上扰心神，胃气失和进而气机升降不利，阴阳失交，最终影响睡眠。

怎么避免“胃不和”？

1. 饮食有节

一是指饮食的量有节制，切记过食肥甘厚腻、过度进食会导致饱胀腹满；二是指饮食的时间有规律，三餐定时。

中医学自古就有“饮食有节，节食益寿”的理论。《黄帝内经·素问》中指出饮食过度的危害：“饮食自倍，肠胃乃伤……饮食不节，起居不时者……则满闭塞，下为飧泄，久为肠澼。”

宋代张杲《医说》中所载“食欲少而数，不欲顿而多”与现代营养学主张的“少食多餐”不谋而合。孙思邈《备急千金要方》中“饮食以时，饥饱得中。每食不重用”，说明吃饭要有规律、定时定量、食不过量，这对维持胃肠正常功能、保持其工作的节律性十分重要。

2. 晚餐不宜吃得太好、太多

现代人生活节奏快，常常饮食不规律，有一餐没一餐，随随便便又一餐，容易损伤脾胃功能，再加上白天上班匆忙，也只有晚上这一顿可以吃得比较轻松安稳。

俗话说得好：“早餐要吃好，午餐要吃饱，晚餐要吃少。”晚上人要休息，胃也一样，如果晚餐吃太多，或者吃了夜宵，胃就要加班工作，自然影响睡眠。

此外，晚上大多数人吃完饭就宅在家里不动了，胃中有积滞就成了常见的问题。

3. 忌盲目进补

现在物质条件充裕，大家总担心自己及家人营养不足，于是喜欢吃各种大鱼大肉，希望通过进食各种高脂肪、高胆固醇等“营养丰富”的食物来补充营养，殊不知往往已是营养过剩，过剩的营养反而变成“湿”“瘀”“痰”等病理产物留在体内，影响睡眠，更影响身体健康。

4. 睡前尽量少食辛辣、煎炸食物

辣椒、姜等辛辣食物，以及各种煎炸食物，一方面会刺激胃肠道；另一方面会使机体处于燥热状态，睡前进食，不利于安神入眠。

胃是人体最无私的器官，它会尽其所能，倾其全力贮纳、消化食物、杀灭病菌。胃也是人体最忠厚老实的器官，你吞下去什么，它就接受什么，毫无怨言，如果我们不顾胃的感受，经常吃硬的、凉的、油的食物，喝苦的饮品（浓茶、咖啡），还经常饥饱不定，忧思恼怒，就会伤及脾胃，引起胃痛。

5. 缓解胃痛救急穴

中医说有胃气则生，无胃气则死。一日三餐是我们生命的保障，胃就算再苦再累也要带病坚持工作，一旦胃病发作，疼痛难忍，有什么办法可以江湖救急呢?

（1）推刮掌胃点

用拇指指甲压住第 2 掌骨中点的脾胃点进行上下推刮，左右手各 10 次。部分人可以找到一个米粒样筋结，用力推刮以出现明显酸胀疼痛感为宜。

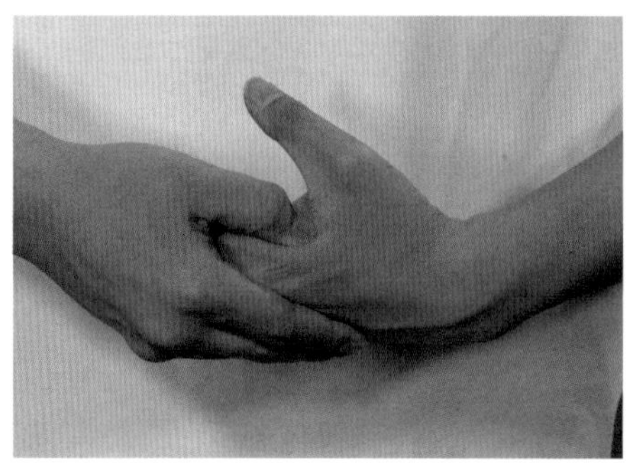

注意：操作时指甲不能在皮肤上来回移动，以免损伤皮肤。

（2）拳点脾胃俞

双手握拳，将第 2 掌指关节放在脾胃俞上下按揉，找到疼痛最明显或有筋结的位置，进行重点按揉 3 分钟。

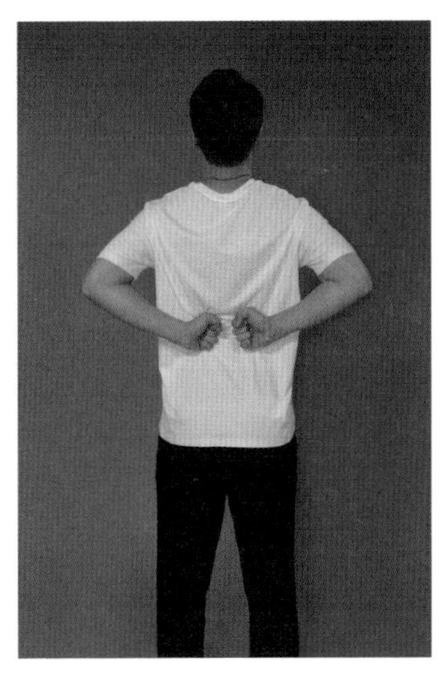

（3）推捋公孙穴

用拇指或掌指关节放在公孙穴上，向脚后跟方向推，摸到硬结就用力点按，左右两侧各操作 1 分钟。

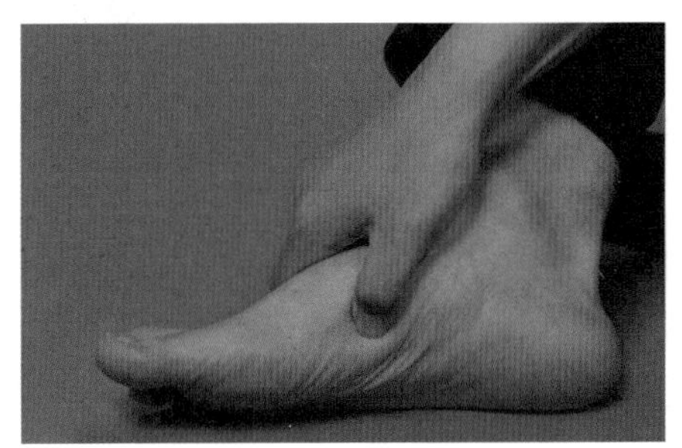

6. 健脾和胃操

如果是日常就存在功能性消化不良的朋友一定要学会预防脾胃不和情况的发生，除了上面说的生活方式上的注意事项，还可以通过主动运动来改善脾胃功能，促进消化，避免功能紊乱。

脾胃的养护是一件终身的事情，中医养生视养胃为养命，这里把中医养生导引法中具有健脾和胃作用的两个动作教给大家。

（1）转腰和胃式

1）两腿开立与肩同宽，双手十指相扣。

2）向侧前方 45° 俯身，同时双臂伸直上举紧贴耳朵。吸气，保持头颈部放松，在双手相互牵拉的状态下，身体向后上方旋转挺直，保持动作不变 5 秒，动作要和缓自然，身体转向另一侧，左右来去各做 10 次。

3）最后以双手松开，双臂保持上举 45° 环转 10 次，再从两侧缓慢放下还原。

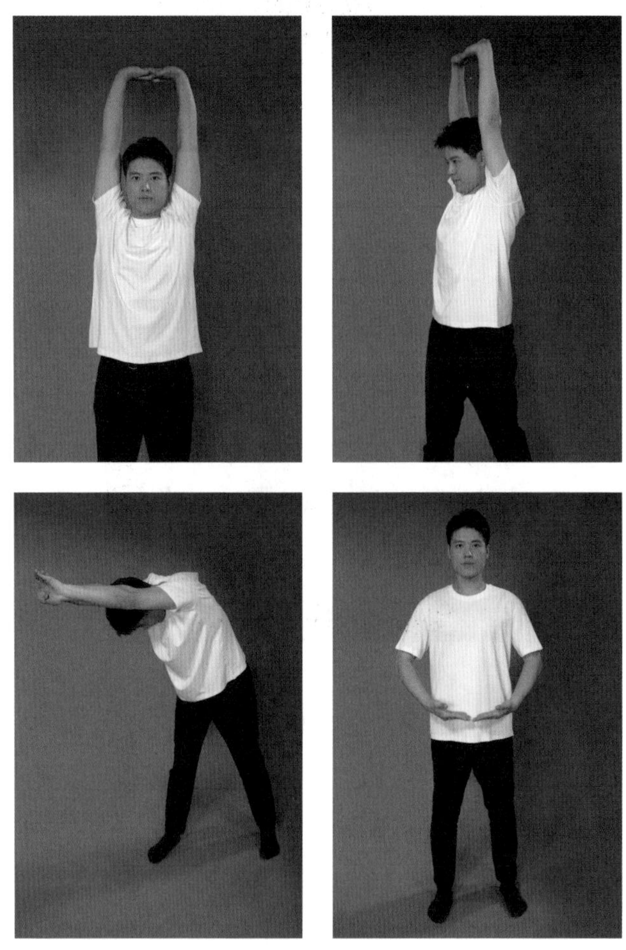

注意：转腰举臂动作要柔和自然，舒展放松。

（2）单举健脾式

1）两腿屈膝，两个手掌做抱球状，捧在腹前。

2）左手顶天，右手按地：吸气，左手抬起，掌心翻转朝上，极力往上撑；右手掌心翻转向下，极力往下按。

3）保持上述动作 3 个呼吸，左手自然下落，还原至双手托球状。

4）右掌向上抬起，上举，顶天，左手往下按。如此为一组，重复 5 遍。

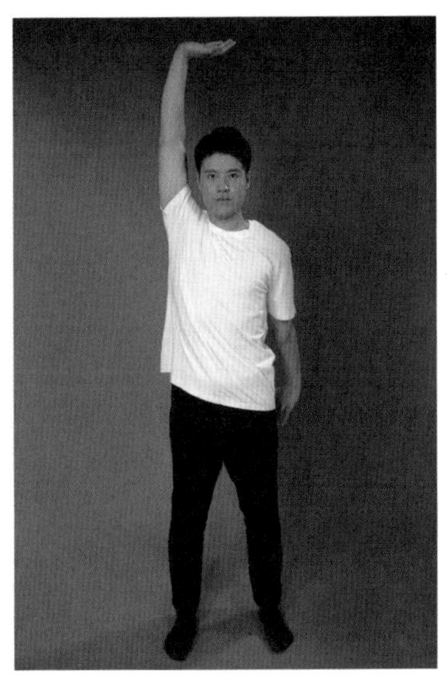

注意：左手往上举时，一定要掌根往上撑，中指指尖往下回勾；而右手在向下按时，也要掌根下按，中指向上勾；左肩往上举，要尽力向外、向后展，感受肩部的拉伸。

（二）夜宵吃太多，小心胆囊炎

胆囊炎是指由胆囊结石或其他原因引起胆囊内发生急性、慢性炎症反应，可分为急性胆囊炎和慢性胆囊炎两种类型。对于慢性胆囊炎的患者，在一次性进食过饱之后，有可能会出现腹胀、腹痛的表现。大概有 70% 的慢性胆囊炎患者平时没有明显的症状，比较常见的是反复发作的右上腹不适，或右上腹部隐痛。患者常常在饱食、进食油腻食品后出现一些腹部的症状，典型的症状是腹痛。少数会表现为绞痛。有些患者的疼痛可以放射至背部，一般持续几个小时后可以自行缓解。晚饭吃得过饱、爱吃夜宵的朋友患胆囊炎的风险明显高于正常人群，轻则腹痛影响睡眠，重则需要及时就医，用药治疗。

急性胆囊炎多由饱餐、进食油腻食物后诱发，且易发生于夜间，开始时仅有上腹部胀痛不适，逐渐发展至阵发性绞痛，疼痛剧烈时，会放射到右肩胛和背部，常伴有恶心、呕吐、厌食、便秘等消化道症状，甚至有畏寒、寒战、发热等全身症状。

慢性胆囊炎常与胆囊结石并存，但症状一般不典型，多在饱餐、进食油腻食物后出现上腹胀痛不适，同时出现胆囊结石导致嗳气、饭后饱胀、腹胀和恶心等症状。

胆囊炎是一种较常见的消化系统疾病。胆囊炎的高发与人们不规律的生活习惯有着密不可分的关系。首先是因为饮食不规律，如长期早晨不吃饭、晚饭吃得多、暴饮暴食、缺乏运动、经常饮酒过度、喜食肥甘厚腻的食物，如大鱼大肉、煎炸的食品及零食等；其次是免疫力低下造成的胆道感染；再者就是情绪失调导致胆汁的排泄受阻；最后是胆道寄生虫及急性胆囊炎没有得到规范性的治疗，日久形成慢性胆囊炎。

大部分人认为胆囊炎只是一个小小的炎症，不太重视，然而这种病是可以危及生命的。急性胆囊炎的病死率为 5% ～ 10%，多为合并化脓性感染或其他严重疾病者。急性胆囊炎并发局限性穿孔，可通过手术治疗取得令人满意的疗效；若并发游离性穿孔，则预后较差，病死率高达 25%。说到这里，你还觉得胆囊炎只是一个小小的炎症吗？

推拿治疗胆囊炎急性发作有几个有效点，而这几个有效点属于以痛为腧，按摩的疼痛要超过胆囊炎的疼痛，这样才能有效。

慢性胆囊炎的朋友，平时多做一做下面的疏肝利胆四式，有助于胆囊炎的恢复。

1. 拳点胆俞穴

双手握拳，用第 2 掌指关节点按第 9 胸椎旁开 1.5 寸的胆俞穴 2 分钟。

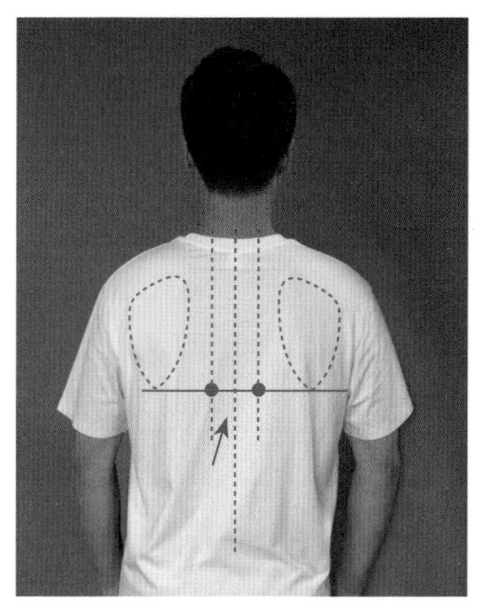

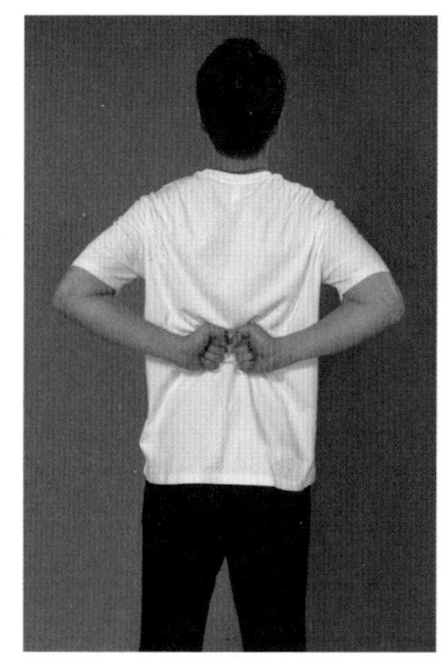

注意：胆囊炎的患者在胆俞穴附近都会有痛点或者条索结节，在急性发作的时候可以由家人点按胆俞穴附近的这些阳性反应点。点按的时候一定要让点按的疼痛超过胆囊炎的疼痛，有的时候患者会出现挣扎、躲避的现象，这种效果是最好的，但有冠心病、高血压的患者不能做这个操作。

2. 点按胆囊穴

握拳，用示指指尖关节点按胆囊穴约 2 分钟。

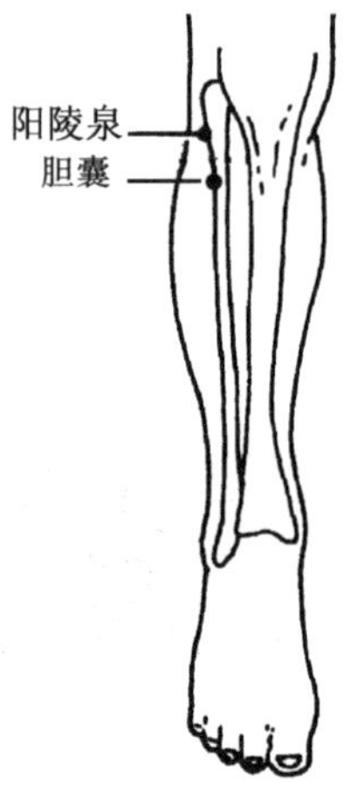

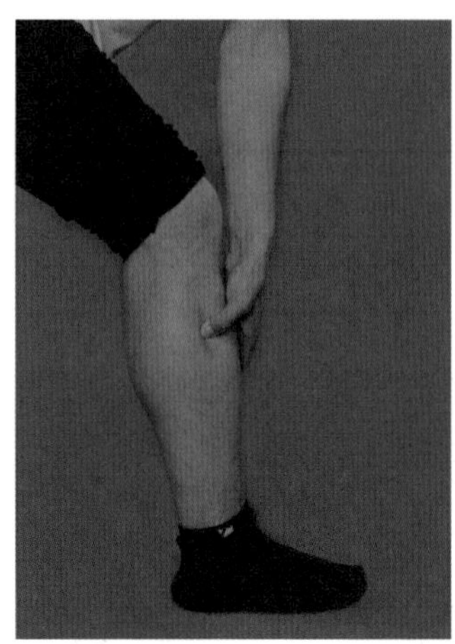

注意：胆囊穴并不是一个完全固定的点，从阳陵泉往下 3 指宽范围内的痛点，就是胆囊炎的病理反应点。

3. 点按丘墟穴

用拇指按揉脚踝外侧前下方凹陷处丘墟穴各 1 分钟。

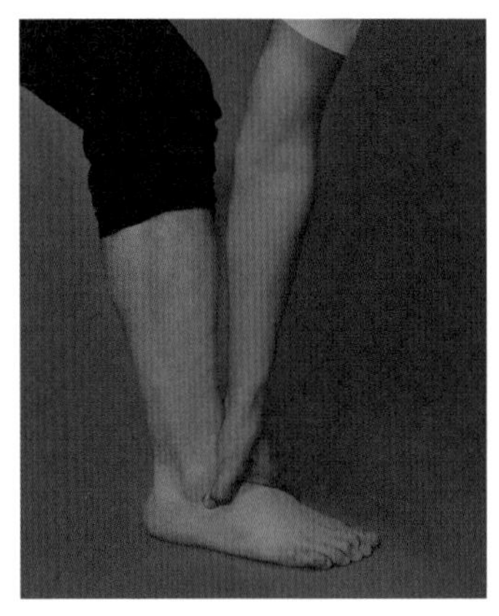

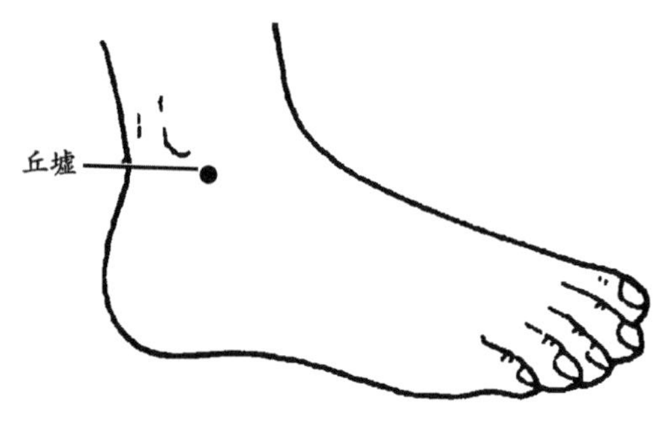

注意：操作时，以痛为腧，找到最疼的地方按揉。

4. 拿捏肋弓线

沿着肋骨缘（胆囊底部的体表投影，在右上腹肋缘与乳头垂直线的相交点）从中间向外侧捏挤 10 遍。

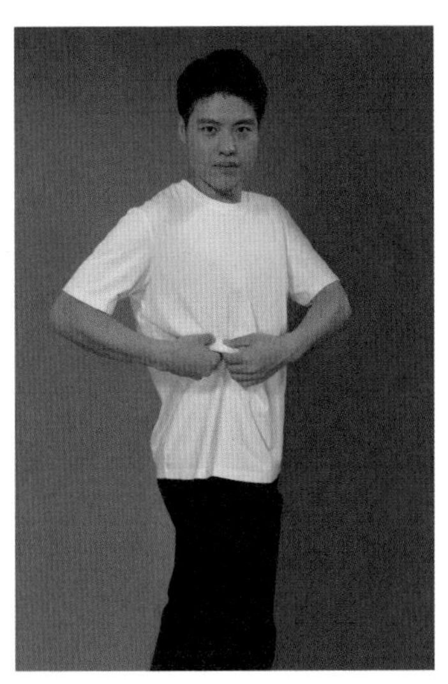

注意：胆囊炎发作时这个区域一般会出现闷胀疼痛，松解这个地方，可以缓解胆囊炎引起的症状。如果捏不起来这部分皮肤，可以稍微弯点腰，或者改用推法。

胆囊炎很容易反复发作，因此，这类患者饮食上一定要有规律，早饭要吃好，午饭要吃饱，晚饭要吃少。此外，不仅要注意食用细软、易于消化的食物，还应少食多餐，更要忌食辛辣、油腻煎炸、酒等刺激性食物，以减少或避免对胆囊的刺激。总之，患胆囊炎的人，饮食安排不仅要适用于急性发作的时候，在静止期或者是恢复期也应该如此，以防复发。

（三）揉腹保健法

揉腹保健法又称为“内壮法”，即通过一整套简单有序的轻柔按摩方法，使内脏元气汇聚，气血运行通畅，而达到“内气强壮”的目的。本套揉腹法本名“仙人揉腹法”，与一般的局部揉腹方法不同，该方法可以全面地打通中、下二焦，连通整个腹部的经络，健身效果非凡，故此得名。

仙人揉腹又称“延年九转法”，据雍正年间长白人颜伟记载：

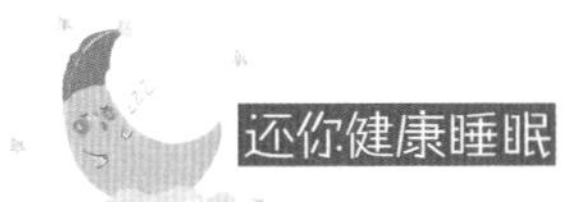

燕台（黄金台，又称贤士台、招贤台，燕昭王为接待贤士而筑，故址在今河北易县东南）有一位姓方的道人，没有人知道他究竟有多大年纪，同他在一起的人们都说，这位道人与他们的祖父相识，大概是一百来岁的人了。方道人力大无穷，说话声如洪钟。他身高约有七尺，挺拔健壮，推他的身体就像推铁塔一样不可动摇。有人玩笑地要试试他的力气，拿来一根长绳捆在他的手腕上，然后让十多个人用力向后拽这根绳子，一拉手，那十多个人就都被拉向前来；他还能用两根手指勾住两个人，把他们勾起来，离开地面。方道人健步如飞，没人能追得上。他常常在转眼之间前去通州买饼，步行四十多里归来，饼仍然烫手，为此人们都称他为地仙。我从小多病，以药物、食疗、练气功等各种方法治病的高手，我全都尽力拜访过，最后才认识了方道人。人们用各种方法试探方道人神奇技能的故事，这里就不多说了。因为我急于治病，便恳求方道人传授一两个健身的方法。方道人说："我的方法的高妙之处在于治病不用药物，体察《易经》的道理，合乎运化的规律，自然界靠这些而生机蓬勃，人靠这些而益寿延年，哪里仅仅是治病呢！"我虔诚地向他求取治病的方法，方道人便把揉腹的方法告诉了我。这个方法之妙合于阴阳的道理而又极有分寸。我按要求逐步去做，疾病果然渐渐痊愈。之后我把这个方法告诉亲朋好友中体弱多病的人，他们学做了之后也都有极好的疗效。方道人那些奇异超人之处，被众人看作神仙一般的地方，也完全是得益于揉腹的方法。我不敢把这个方法秘密隐藏起来，据为己有，于是绘出示意图，写出说明文字，附上歌诀，以使它广为流传。这样，既是为了我一生中得力的健身方法不被埋没，也是希望大家都能获得长寿。

文中的方道人就是清代康雍年间著名养生家方开，他是清代安徽新安（歙县）人，他所创编的"仙人揉腹法"，对保养身心、消除疾病有奇效。体弱多病的颜伟正是向方道人学习了该法并坚持练功常年不间断，身体才一天天好起来。亲友们都说此功有奇效，于是"仙人揉腹法"在民间广为流传。

仙人揉腹法图解如下。

预备势：在保暖的前提下，脱衣松裤，正身仰卧在床上，最好能够枕在矮枕上，全身放松，凝神静虑，调匀呼吸，舌抵上腭，意守丹田。

第一式：按摩心窝部。

两手缓缓上提，在胸前两手中三指（示指、中指、无名指）对接并按在心窝部位（胸骨下缘下柔软的部位，俗称心口窝的部位），由右→上→左→下按顺时针方向做圆周运动，按摩 21 次。

再从右向左逆时针按摩 21 次。如下图，用两手中三指按在心窝（剑突下凹陷处）部，而后自左向右顺着转圈揉按 21 次，再自右向左反着揉按 21 次。

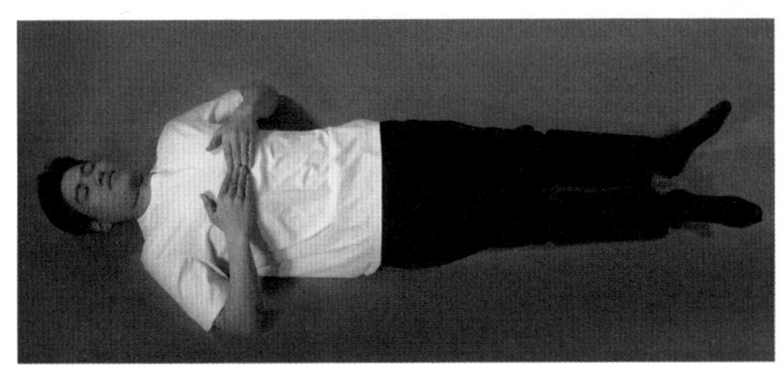

第二式：回环按摩腹中线及腹两侧。

以两手中三指由心窝顺摩而下，即一边顺时针转动按摩一边往下移，移至脐下耻骨联合处（小腹下部毛际处），再以两手中三指由耻骨处向两边分开，一边按摩一边向上走，两手按摩回到心窝处，两手交接而止。循环做共 21 次。如下图，用两手中间三指从心窝向下顺揉，一边揉一边走，揉至脐下耻骨处为止。

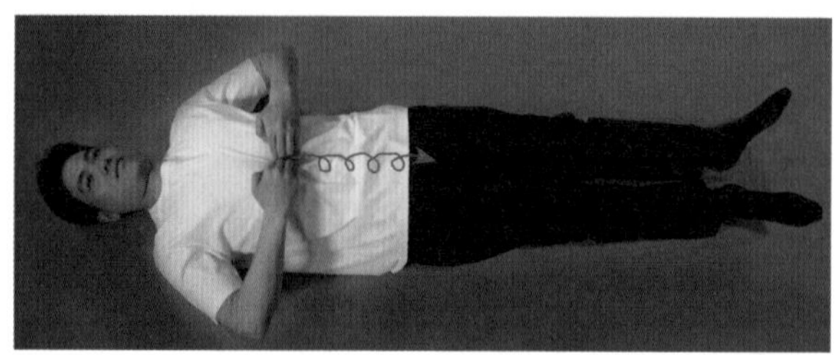

如下图，用两手中间三指从耻骨处分别向两边揉，一边揉一边走，揉至心窝部两手汇合处为止。

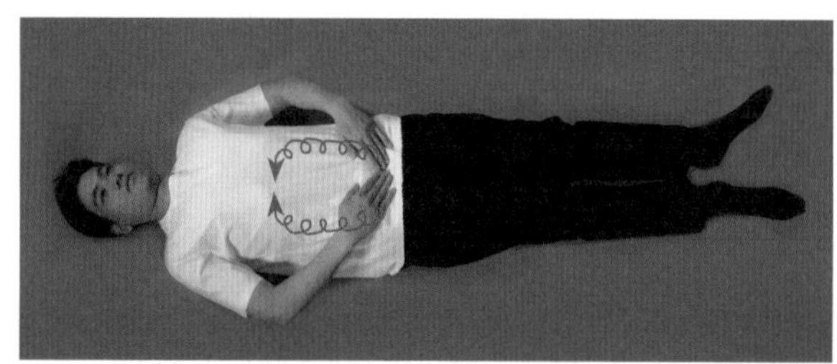

第三式：推按腹中线部位。

以两手中三指相接，由心窝腹中线部位推下，直推至耻骨联合处，共21次。如下图，用两手中间三指从心窝向下直推至耻骨处21次。

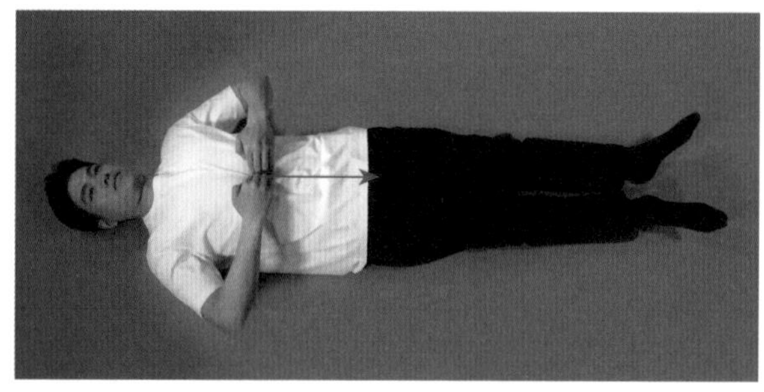

第四式：右手绕脐腹按摩。

以右手由右→上→左→下按顺时针方向围绕肚脐摩腹21次。

第五式：左手绕脐腹按摩。

以左手由左→上→右→下按逆时针方向围绕肚脐摩腹 21 次。如下图，用右手从左边转圈揉按脐腹部 21 次，再用左手从右边转圈揉按 21 次。

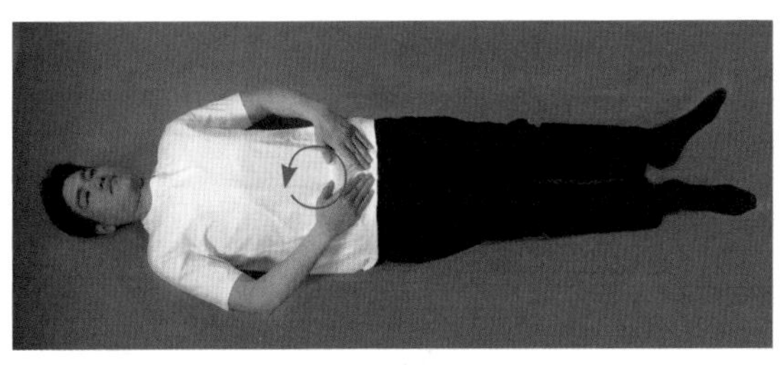

第六式：推按左侧胸腹。

左手做叉腰状，置左边胁下腰肾处，大拇指向前，四指托后，轻轻捏住；右手中三指按在左乳下方部位，然后以此为起点，直推至左侧腹股沟（俗称大腿根）处，连续推按 21 次。

第七式：推按右侧胸腹。

右手做叉腰状，置右边胁下腰肾处，大拇指向前，四指托后，轻轻捏住；左手中三指按在左乳下方部位，然后以此为起点，直推至右侧腹股沟（俗称大腿根）处，连续推按 21 次。如下图，右手置于右肋下腰肾处，拇指向前，余四指托后，稍用力捏定，用左手中间三指从右乳处向下直推至大腿根部 21 次。再按此法推右边。

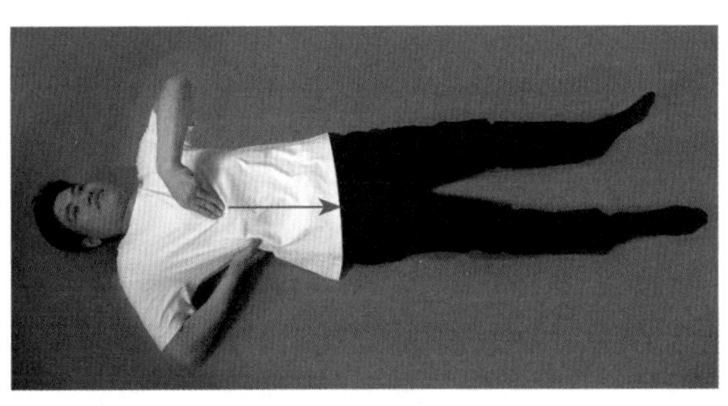

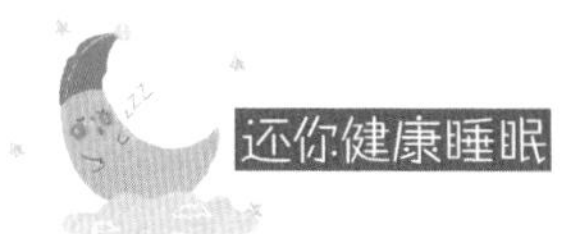

第八式：盘坐摇转。

改为盘坐势，两手拇指在里，四指收拢，握捏成拳（道家称为“握固”），分别轻按两膝上，全身放松，足趾微向下屈。上身微往下俯，进行缓缓摇动。先自左向前、向右、向后，按顺时针方向摇转 21 次；然后自右向前、向左、向后，接逆时针方向摇转 21 次。

摇转的幅度宜大，如摇转向左时，应将胸肩摇出左膝；摇转向前时，宜将上身摇伏膝上；摇转向右时，应将胸肩摇出右膝；摇转向后时，上身宜尽量往后倒。摇转以满足为妙，但又不可心躁图速，着意急摇。如下图，做完前面各节后，起身趺坐（亦称双盘）即双足交叠而坐。双盘有困难者，也可采用“单盘”或自然盘坐姿势。

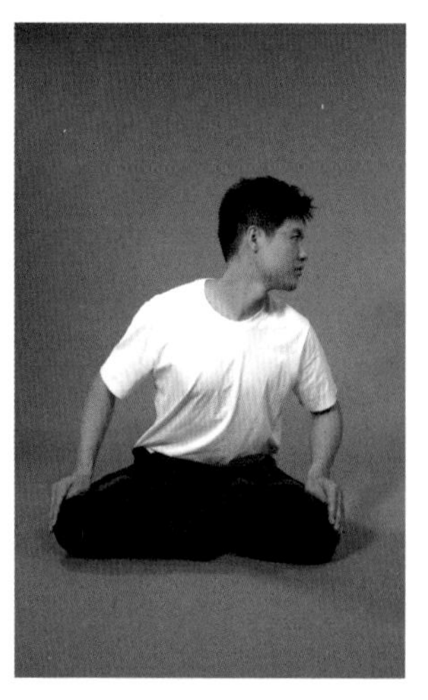

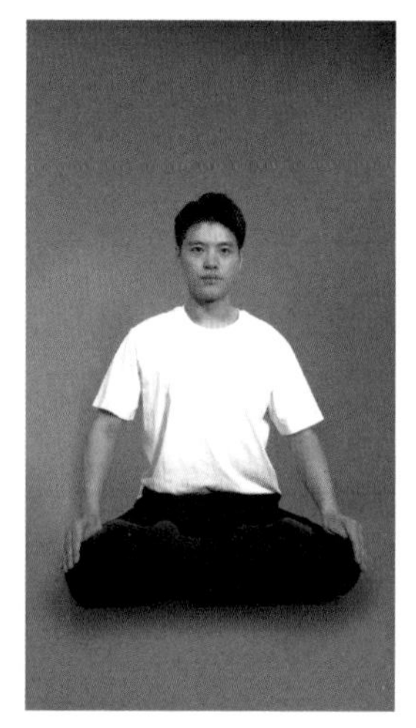

两手拇指尖压住无名指根部横纹，余四肢自然弯曲，分按在两腿膝盖上，双腿十趾也稍弯曲，然后以肩胸部自左向前、由右向后摇转 21 次；完成后，再按前法自右向前、由左向后摇转 21 次。前面的方法如图摇转身体，摇转时，向左即将肩胸摇出左膝，向前即摇扶于膝上，向右即摇出右膝；无论向前弓腰还是向后撤身，都应以摇转充分为准，不能着急用力。

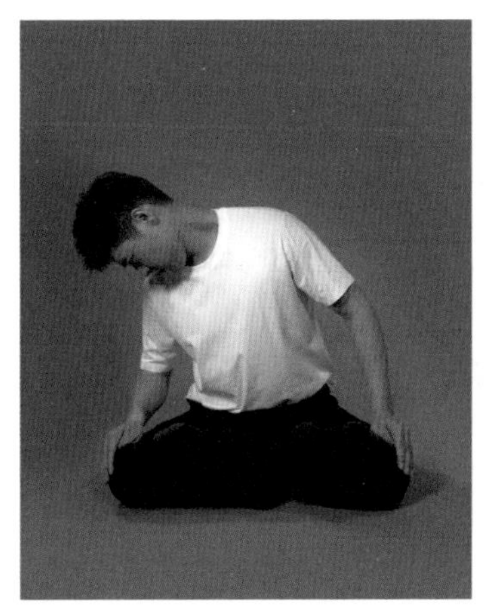
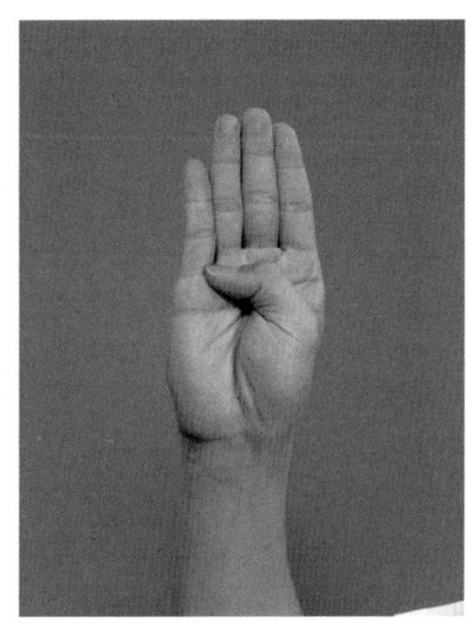

注意事项如下。

练习次序：将第一式至第七式依次做完为 1 遍，每次应连做 7 遍。做完后，起身盘坐，按第八式摇转，左右各 21 次。凡做此项揉腹功夫，必须集中精力，排除杂念。在放矮枕卧具上平铺席子端正身体仰卧在上面。双脚并齐，足心少许弯曲，手指轻轻揉按，缓缓移动。照这样清晨睡醒时做功叫早课，中午做功叫午课，晚上临睡时做功叫晚课。通常每日应做早中晚三课，如果遇到事情繁忙的日子，早晚两课必须坚持。开始做此功时，一课做 3 遍，3 天之后一课做 5 遍，再过 3 天后一课做 7 遍。此揉腹功夫男女均适宜，孕妇不可做。

（1）练功前一般要求解开衣裤，以直接揉摩为宜。第一式至第八式，姿势以正身仰卧为主。

（2）揉腹时必须凝神静虑，轻松、柔软、缓慢地运动，不能用拙力，保持呼吸匀畅，切忌闭气着力。摇转上身时不可过快过急，练功后应自感轻松舒适、无疲劳感。

（3）依次做完前七为 1 度，每次可做 2 ～ 3 度，最后以第八式摇身毕，初练功者早晚各做一次，不可间断，只要持之以恒，必见成效。每次如认真做，大约需要 30 分钟，越慢越好。倘遇有事，早晚两次必不可少。

（4）练功期间，由于胃肠蠕动增强等生理功能的变化，常会出现腹内作响（肠鸣音）、嗳气、腹中温热或易饥饿等现象，这属于正常的练功效应，可顺其自然，无须进行任何处理。

（5）凡腹内患有恶性肿瘤、内脏出血、腹壁感染及妇女妊娠期间均不宜练此功。

揉腹效验如下。

• 腹部温热：一般认真做到第 6 ～ 7 遍时会感到腹部温暖，这是内气汇聚的表现。

• 胃肠蠕动有声：坚持揉腹，动作熟练后慢慢每次都会出现胃肠蠕动的感觉，有时甚至别人也能听到你肚子“汩汩”的声音，这是内气汇聚后运行通畅的表现。

• 头脑清爽愉快：认真做完揉腹保健法，会感到明显的头脑轻松，疲劳感一下子消失，因为揉腹可以使中焦气健运，清气上升，头脑轻松。

• 排出宿便：揉腹后可能出现大便黑臭或者拉肚子、肚子疼等，这是内气汇聚攻冲宿疾、排出胃肠毒素的表现。

• 食欲改善：胃口变好，消化吸收功能增强。身体瘦弱者体重会增加；虚胖者身体会变得结实，肚子赘肉消失，腹部有弹性，这是元气汇聚充沛的表现。

• 面色光润、身体健壮：坚持锻炼揉腹，面色会变得越来越光彩，皮肤细嫩，身体强壮，因为长期揉腹可以使内脏血运丰富，内分泌协调，内脏元气充盛自然，面色红润，身体强壮。

中医学认为，“背为阳，腹为阴”。腹部是五脏六腑所居之处，有肝、脾、胃、胆、大肠、小肠、肾、膀胱等脏器分布，因而腹部被喻为“五脏六腑之宫城，阴阳气血之发源”。

本保健法与普通的揉腹方法不同，不仅将上脘、中脘、下脘三穴打通，而且揉法一直沉到丹田，将中焦和下焦连成一片，通过圈揉和回环

晃海，横向连通足阳明胃肠、足太阳脾经、足少阴肾经、足少阳胆经、足厥阴肝经和任脉等经脉，使整个腹部的内脏运动，使内气迅速汇聚运行。坚持揉腹法，自能“通和上下，分理阴阳，去旧生新，充实五脏，驱外感之诸邪，清内生之百证，补不足，泻有余，消食之道，妙应无穷，有却病延年实效耳。”本功法属于强壮功法，通过培护脾肾达到补气益精的目的，因此常练此功，有助于治疗肺结核、高血压、神经衰弱、慢性肝炎、遗尿、尿潴留、遗精、阳痿、早泄等虚损性疾病，同时对于女子痛经、月经不调亦有一定的辅助治疗作用。

现代医学认为，揉腹可增加腹肌和肠平滑肌的血流量及促进淋巴液循环，增加胃肠内壁肌肉的张力及改善淋巴系统功能，增强胃肠蠕动，增加消化液的分泌，从而加强对食物的消化、吸收和排泄，明显地改善大小肠的蠕动功能，可起到促进排泄作用，防止和消除便秘，从而有助于防治消化不良、胃炎、胃下垂、胃神经功能紊乱、慢性结肠炎和便秘等疾病。另外，坚持揉腹还可迅速消除积存在腹部的脂肪，有助于防治肥胖症；因为血液大量进入腹腔，所以对高血压、糖尿病和冠心病等疾病均有不同程度的治疗作用。此外，揉腹产生的“啡肽”类物质，能够迅速缓解大脑疲劳，使人产生愉悦清爽的感觉，非常有助于脑力劳动者缓解疲劳。

（四）慢性疲劳，耗尽了身体的能量

今年大林 43 岁，是一名三甲医院急诊外科医生，他的工作强度非常大，忙着临床工作、科研，还有教学任务，除了“夜夜白休”这样不规律的休息节奏，还要抽出时间去实验室完成自己的课题。虽然早早当上了主任医师，但感觉自己的职业生涯看不到尽头。大林跟我聊天的时候，我也有相同的感触，但还好中医院的节奏比西医院稍慢一些，压力稍有缓和。每次大林值夜班基本上都是一夜不睡，急诊外科的铃声闲不下来，等到白天下了门诊再想睡又来了新的工作任务，回家了还有家务、老婆孩子。

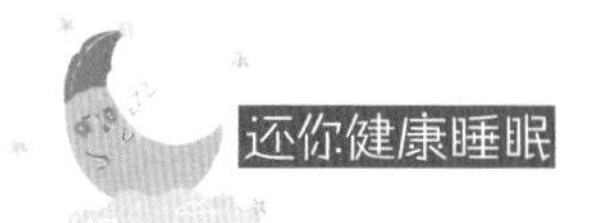

这种生活已经快 8 年了。他太累了，来找我是因为感觉颈椎要断了，头晕眼花，后背发紧，记忆力下降，浑身酸痛。大林跟我说，以前就算再累，睡一觉就休息过来了，现在也不知道怎么回事，总感觉睡 24 小时都不够。他还悄悄和我说，最近对夫妻生活一点兴致也没有，到了晚上浑身轰热，心里烦躁，啥都不想干。听到这，我心里有数了，这是“慢性疲劳综合征”，也就是“燃尽综合征”。

疲劳不是病，慢性疲劳真是病！我们的精气、元气得不到有效的补充，慢慢身体会出现很多亏虚的问题。自然界存在生长收藏、升降沉浮的过程，夜晚是阳气收敛和休息的时候。人也是一样的，但是我们不在这个时候好好休息，还要继续工作，阳气不但潜不进阴里去修复，还要透支地发挥功能，怎么能不受伤呢。

在互联网、媒体、医疗、金融等行业里，经常连续加班，双休日无休，每天做不完的事，见不完的客户，喝不完的酒。结果就是持续性疲乏无力、头晕、失眠多梦、记忆力减退、专注力下降、脱发白发、腰酸背痛……持续 3 个月以上，“慢性疲劳综合征”就不请自来了。

我在 2019 年到德国巴伐利亚州魁茨汀中医院工作过，这所医院采用纯中医疗养的方式去给全欧洲范围提供健康咨询和管理。在我担任物理治疗师期间，接触了很多欧洲的中老年人，有很大一部分人处于“亚健康”状态，也是一个在疾病与健康之间的过渡状态，可谓“缓刑期”。他们并没有典型的疾病症状，但是总是觉得自己毫无生机，没有力气，提不起兴致，对家人和朋友没有爱的欲望，晚上睡不着，早上醒不来，做事情不能持久、不能集中注意力。这很符合“慢性疲劳综合征”的诊断。

想象自己是一块木头燃料，把自己的人生经历和燃烧的过程结合起来，年轻时是木头点燃的过程，火势欣欣向上，风吹都不怕，即使熄灭了也能很快复燃。到了中壮年，木头燃烧得更加充分，火苗蹿得老高，温度能够辐射得更广阔，周边的事物都能感受到你强大的能量。到了老年，

火苗渐渐衰弱，变成了昏黄，时断时续的微光，可能不能再放出熊熊的烈焰了，但是也能温暖自己。当接近人生尾声时，火光零星，木材也变成了燃尽的木炭，再想点燃，却没有了燃烧的基础。

正常的人生就是这样一个过程，而漫长的人生中会出现很多的波折和起伏，我们很可能在三四十岁就会经历到这样一次“熄灭”的过程，但是这是暂时的，我们的元气、阳气还在，只不过被短暂掩盖住了，大家要学会让微弱的火光在适当的条件下再点亮起来。如果将阳气看作温暖的太阳的话，我们周身都在接受阳光的照耀而运转，当云朵飘过，遮蔽了太阳，抑制了人体阳气的升发，并且郁闭起来，缺少太阳的照耀，就像处于漫漫雾霾中，憋得喘不过气来，找不到目标摸不着方向，这个状态并不是真正的太阳消失，即不是“阳虚”，而是“阳郁”。阳气被短暂地瘀滞住了，只要把“云朵”移走，阳气还能继续发光发热。但是如果“郁”的状态时间长了，阳气就会被消耗掉，就会产生亏损，形成慢性疲劳综合征，最终导致阳气“燃尽”。

如果你总是感到疲劳，千万别用“慢性疲劳综合征”或者“亚健康”来敷衍自己，一定要搞清疲劳的根本原因。平时要注重健康的生活方式，包括学习、工作、饮食、睡眠、运动等。正确进行自我调整，特别是面对生活中的烦恼，要学会自我减压，保持身心健康。如不适感持续时间长于 6 个月，应及时到医院就诊。

1. 肢体疲劳

中医认为“肝藏血”，调动气血到全身各处，一举一动都需要肝血来输送能量。身体犯懒、浑身发僵、腰酸背疼，说明肝血不足，筋脉失养，致使筋疲无力。下面两种养肝操，助你养护肝血，充满活力。

第一种，开胸顺气操

（1）撑臂导引

◎ 两腿开立，与肩同宽，自然呼吸，两手十指交叉于脐下。

◎ 吸气，双手托举至胸前。

◎ 呼气，翻掌向上托举至头顶极限处，屏气 1 秒。

◎ 吸气至极限。

◎ 呼气，身体转至左侧极限（保持腰以下不动），屏气停 1 秒。

◎ 保持举臂不变，吸气同时还原，停 1 秒。

◎ 呼气，身体转至左侧极限（保持腰以下不动），屏气停 1 秒。

◎ 吸气，同时十指分开，两臂从两侧缓慢落下至体侧，身体还原至正位。

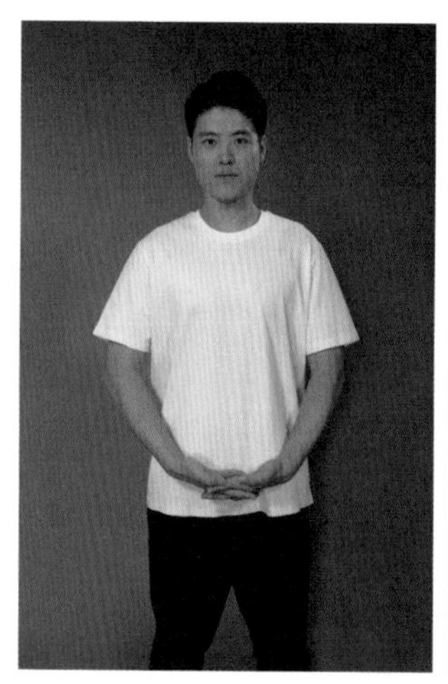

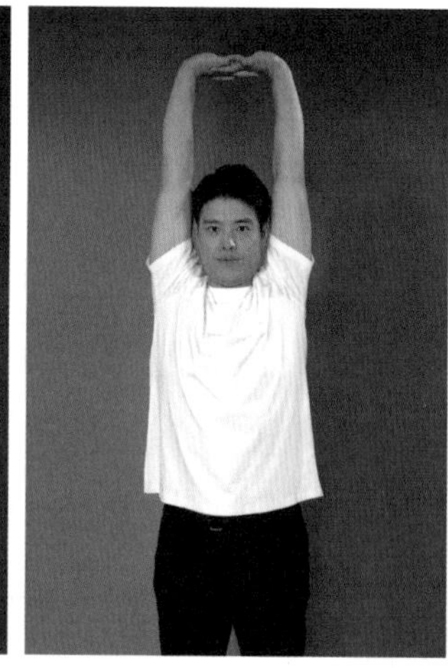

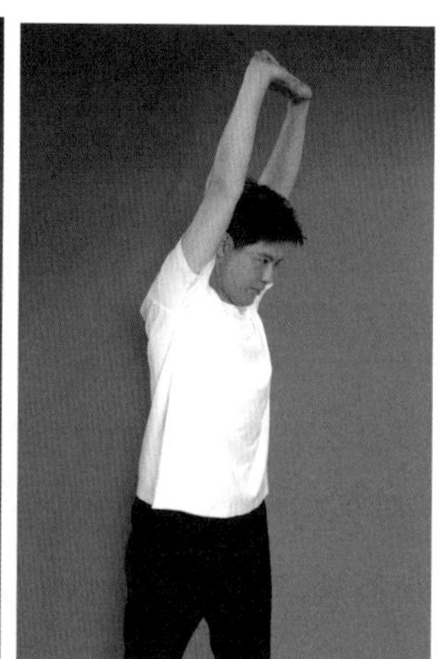

注意：气息平稳，不可急躁，越慢越好；转体时，要转到对侧胁肋部有牵拉感并保持 1 秒，随熟练可逐渐增加时间。

以上为 1 遍，反复做 5 遍。

原理：八段锦中有“两手托天理三焦”动作，我们通过抻臂导引抻两胁、转胸腰、调呼吸，可以疏肝利胆、益肺强心、通调三焦，使气生运行、和顺通畅。

（2）擦膻中穴

“心”的问题，都会在膻中表现出来，反过来也可以通过按摩膻中穴来调畅气机，调理情志。

膻中穴位于胸部，在前正中线上，平第4肋间，两乳头连线的中点。

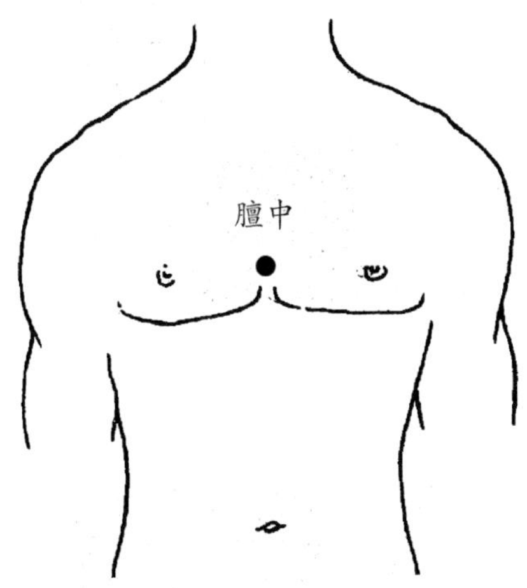

膻中还是5条经络的“十字路口”，路口堵了，相连的马路就全堵了，因此胸中的气一旦被郁遏，那心、肺、肝之气都会郁滞，出现各种症状。极度生气时会忍不住捶打胸口，其实是人的本能反应，敲击胸口是因为气郁胸中，捶打就可以“顺心理气”。

现代医学研究也证实，刺激膻中穴可通过调节神经功能、松弛平滑肌、扩张冠状血管及调节消化系统功能等来调理心绪。当你心情不好，胸闷憋气的时候，或者无助、想哭的时候，我们就揉一揉它，驱散胸中阴霾，拨云见日，直面生活。

擦膻中穴步骤：右手立掌，将大鱼际对着膻中穴，做整个胸骨段上下来回的擦法，速度可以快一点，以膻中区域发热为宜。

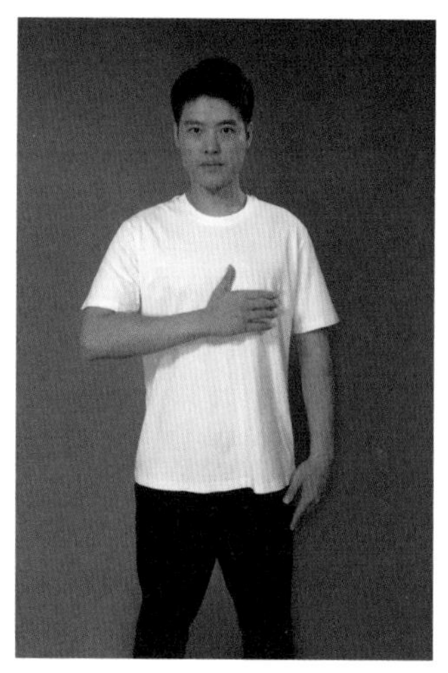

（3）擦前胸

用手掌来回推擦胸部两侧，到局部发热为止。

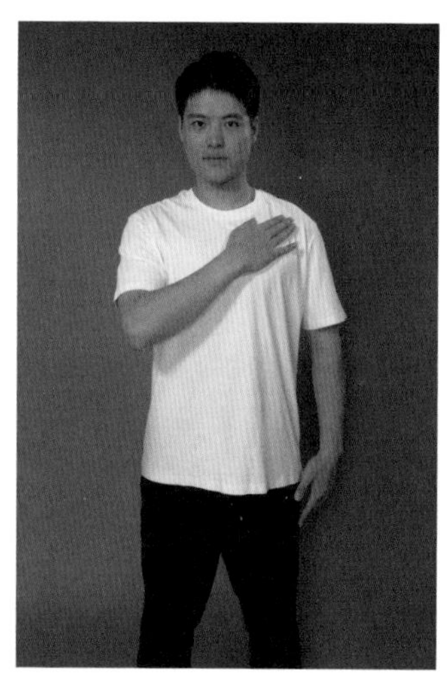

（4）推侧胸

用手掌从腋下到肋骨最下方做由上而下的推法 30 遍。

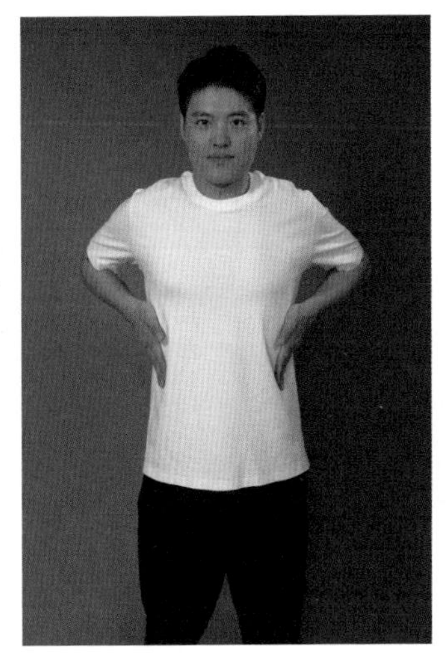

注意：操作时保持自然呼吸，不要憋气。

第二种，开心顺气操

心肺居于胸中，由前胸、两肋、后背、脊柱组成的胸腔就像一个宫殿，宫殿宽敞明亮，心这个君主就会心情舒畅，人就会平和健康。

让我们打开心胸，放松心情，一起来做开心顺气操。

（1）开门见山

◎ 两腿开立，与肩同宽。

◎ 双臂向前伸直与肩同宽，双手自然抻开、两手心相对。

◎ 吸气，双手翻掌慢慢向后做扩胸状。

◎ 到达极限后憋气停 1 秒。

◎ 呼气，肩关节由前向后做小幅环旋运动。

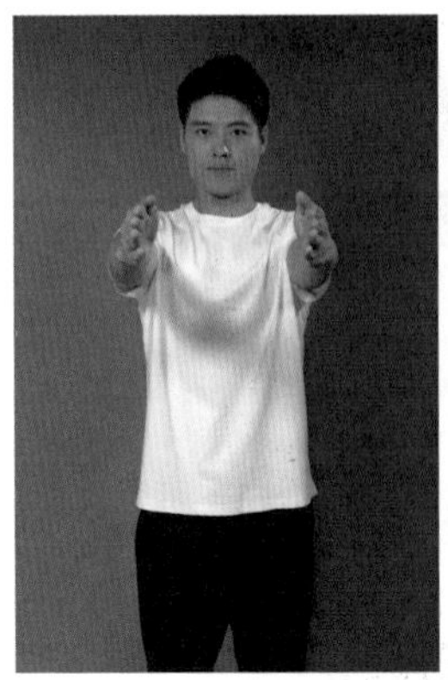
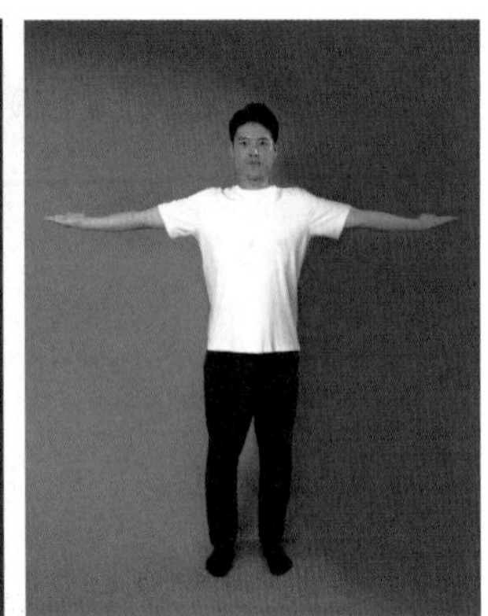

注意：动作要与呼吸配合。

（2）弯弓射雕

◎ 左脚向外迈半步，左臂伸直，十指并拢。

◎ 身体左转，右手中指放在左手小鱼际上。

◎ 吸气，右腿缓慢半蹲，同时身体右转，右手顺势贴着上肢内侧手少阴心经的方向缓慢回拉至前胸。

◎ 呼气，右腿缓慢伸直，同时身体左转，右手顺势贴着上肢内侧手指方向缓慢推动小鱼际。

◎ 反复做 5 遍。

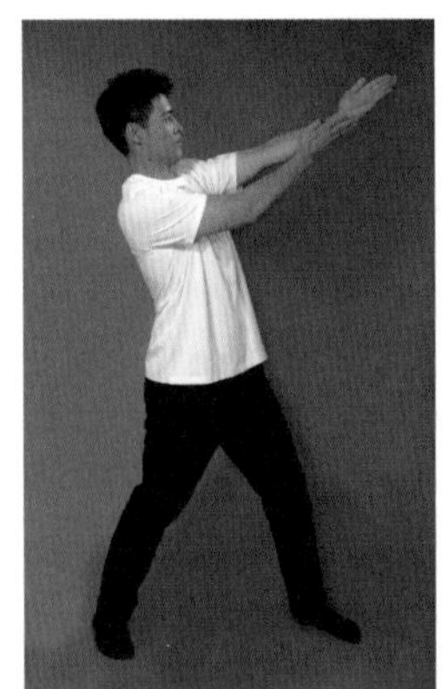
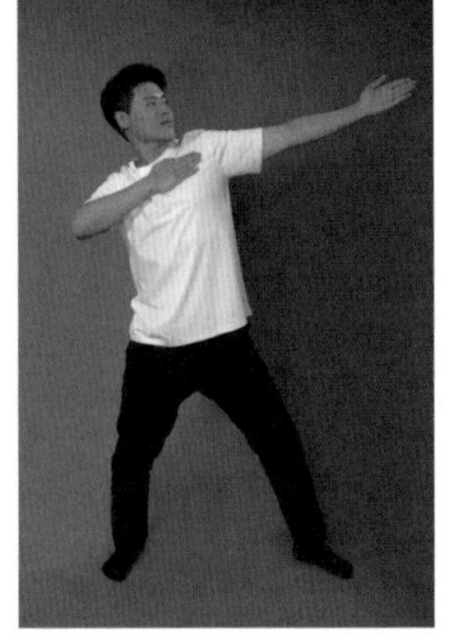

注意：动作要与呼吸配合。

（3）爱的抱抱

◎ 左手抱右肩，右手抱左肩。

◎ 呼气，双手抱肩下压，后背极限前屈，使后背肌肉有撑开感，保持3秒。

◎ 吸气，回到原点。

◎ 反复做5遍。

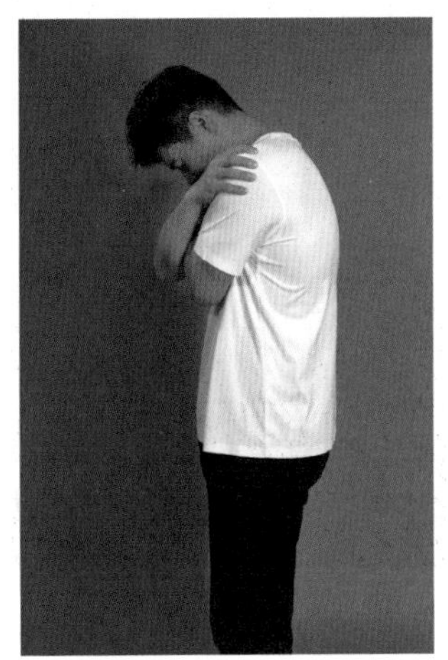

注意：动作要与呼吸配合。

2. 眼睛疲劳

肝开窍于目，目受血而能视。肝血的作用之一是营养眼睛、保护视力。肝血一伤，眼睛就会干涩，更容易患上各种眼病。在这里给大家推荐一套简化版的眼保健操，工作间隙就可以完成（一定记得操作之前要洗手）。

（1）点揉外睛明

原理：外睛明穴，属于经外奇穴，位于眼内眦角外上0.1寸，位于睛明穴和攒竹穴之间。按压外睛明穴可以缓解眼睛疲劳、消除眼周皱纹；对于目赤肿痛、目眩、迎风流泪等症状有缓解作用。

步骤如下。

◎ 双肘支撑在桌子上，双手相合。

◎ 拇指指腹前 1/3 放在睛明穴和攒竹穴之间的内眼眶上。

◎ 头微微前倾，将重量轻轻压在拇指上，局部酸麻胀即可。

◎ 双拇指做小幅微微环旋按揉，操作 30 秒。

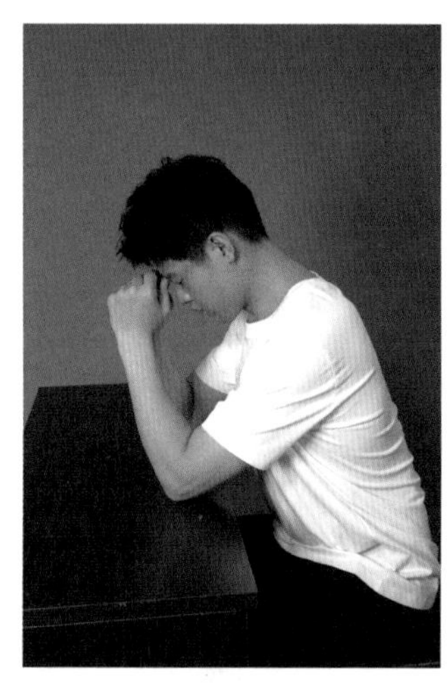

注意：睛明穴位于内眼角，不好操作，临床进行针灸时都很容易引起出血，所以按摩时可用外睛明穴来替代，避免危险。

（2）点太阳、阳白

太阳穴是“经外奇穴”，位于眉尾与眼尾中间的位置；阳白穴位于面部，瞳孔直上方，离眉毛上缘约 2 厘米处。

原理：按压这两个穴位可以缓解眼睛疲劳，改善视物模糊、眼睑下垂，还可以缓解头痛、偏头痛。

步骤如下。

◎ 双肘支撑在桌子上，拇指放在太阳穴上。

◎ 双手示中二指相并，中指指腹放在阳白穴上。

◎ 头微微前倾，将重量轻轻压在示中二指上。

◎ 局部感觉酸麻胀后，拇指中指微微向上推，这时局部发胀感更加强烈，停 3 ～ 5 秒后放松。

◎ 重复操作 3 ～ 5 遍。

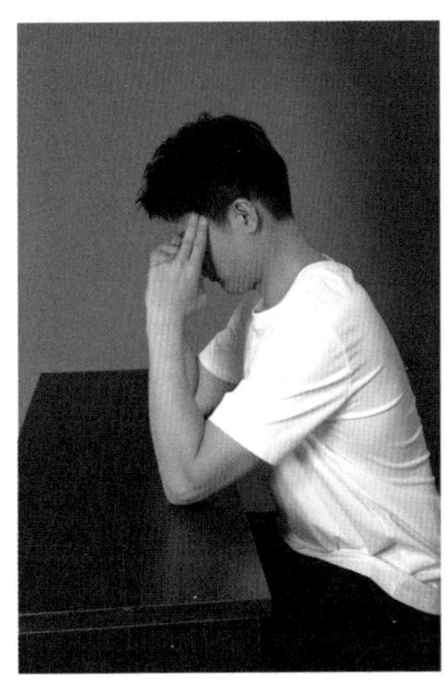
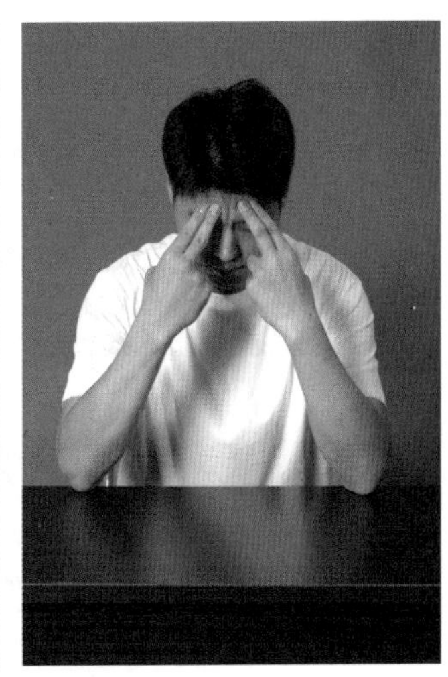

（3）点承泣、四白

承泣穴位于瞳孔直下方，眼眶骨正中凹陷处；四白穴位于瞳孔正下方，颧骨上方凹陷中，大约眼睑下缘正中直下一横指处。

原理：按压这两个穴位能够消除眼睛疲劳，临床用于治疗迎风流泪、目赤肿痛、夜盲症等各种眼病。

步骤如下。

◎ 双肘支撑在桌子上，示指略弯曲，指尖放在承泣穴，指间关节刚好卡在四白穴上

◎ 头微微前倾，将重量轻轻压在示指上，局部有酸麻胀感，停 3 ～ 5 秒后放松。

◎ 重复操作 10 遍。

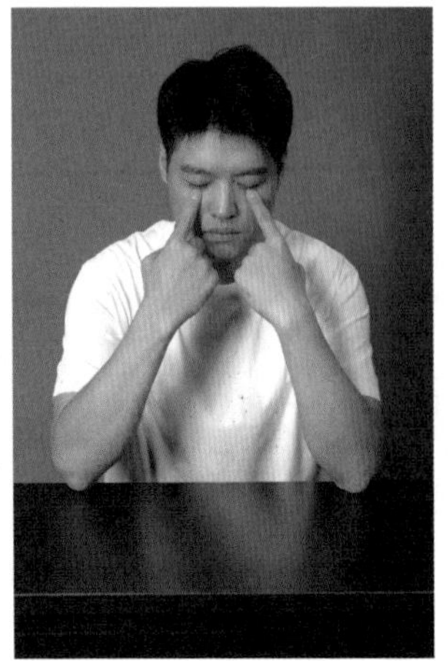

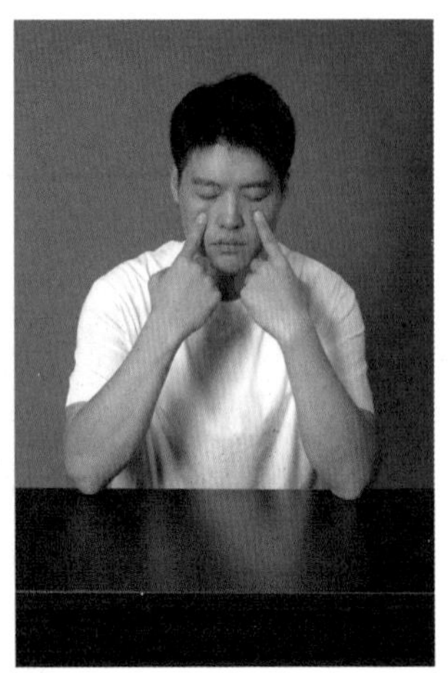

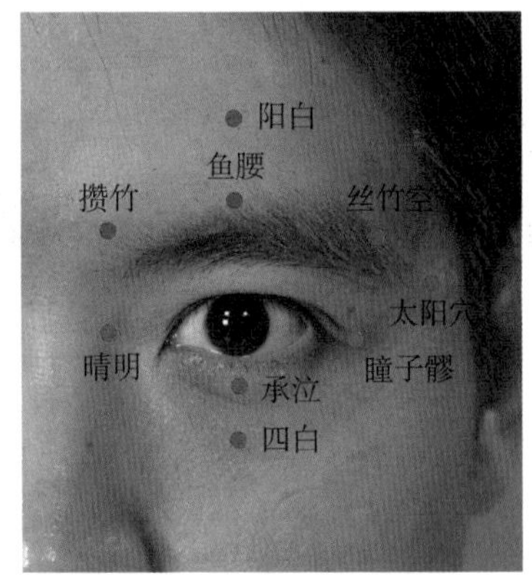

3. **精神疲劳**

《黄帝内经》说:“肝者，将军之官，谋虑出焉。胆者，中正之官，决断出焉。”

肝主疏泄，肝气不舒，会影响其他脏器，甚至是人的精神状态。如果肝胆气虚，则会觉得生活没有意义，没有干劲，整日无精打采。对此，这套开郁养肝操非常有效。

（1）分梳五经

原理：可以开窍醒神，舒筋护发，缓解用脑过度引起的失眠、健忘、

头部昏沉等症状。

步骤：双手五指微微弯曲，四指指腹放在前额发际处，拇指放在耳前鬓角。由前向后推梳头皮到后发际 30 遍。

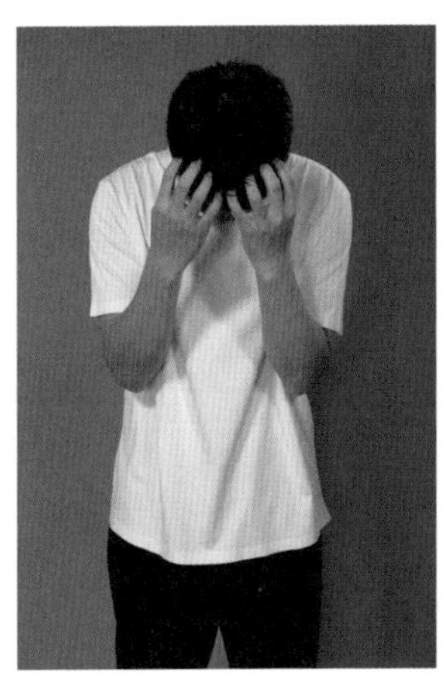

（2）分推两胁

原理：可以起到疏肝利胆、开郁散结的作用。

步骤：双手五指分开，中指相对放胸部正中，示指平乳头下，双手由中间向两边极限分推 30 遍。

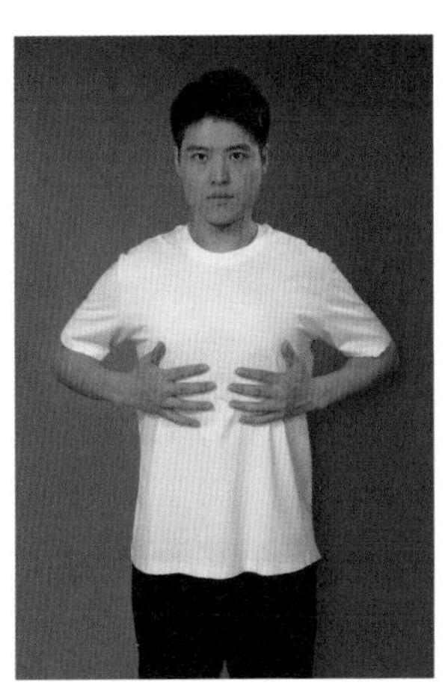

第五章　中医心理教你养心安睡

第一节　你是失眠易感体质吗？

一、哪类体质容易出现失眠呢？

中医体质是指人体在生命初始及成长过程中，在先天禀赋和后天获得的基础上所形成的形态结构、生理功能、心理状态方面综合的、相对稳定的固有特质。

关于体质的论述要追溯到《黄帝内经》时期，《素问·调经论》是这样诠释的："夫阳与阴，皆有俞会，阳注于阴，阴满之外，阴阳匀平，以充其形，九候若一，命曰平人。"《灵枢·天年》从身体结构气血的角度又一次描述了什么是健康平和之人："五脏坚固，血脉和调，肌肉解利，皮肤致密，营卫之行，不失其常，呼吸微徐，气以度行，六腑化谷，津液布扬，各如其常，故能长久。"当然在现实生活中，典籍里描述的健康之人非常少见，但为我们辨别、诊断体质和疾病提供了一个标准。

后世医家也对体质有着丰富的论述，《景岳全书·杂证谟》云："何以肥人多气虚，盖人之形体，骨为君，且肉以血成，总属阴类，故肥人多有气虚之证。"朱丹溪在《格致余论》中提到"瘦人火多""肥人多痰"。《临证指南医案》曰："瘦人阴不足。"

北京中医药大学王琦教授带领的体质研究课题组，历时 30 年的流行病学调查结果显示目前中国人的体质主要有 9 种：平和体质、气虚体质、阳虚体质、阴虚体质、痰湿体质、湿热体质、血瘀体质、气郁体质、特禀体质。但实际情况是每个人常常结合了 2 种以上的复杂体质状态。

9 种体质的特点如下。

1. 平和体质

总体特征：阴阳气血调和，以体态适中、面色红润、精力充沛等为主要特征。

形体特征：体形匀称健壮。

常见表现：面色、肤色润泽，头发稠密有光泽，目光有神，鼻色明润，嗅觉通利，唇色红润，不易疲劳，精力充沛，耐受寒热，睡眠良好，胃纳佳，二便正常，舌色淡红，苔薄白，脉和缓有力。

2. 气虚体质

总体特征：元气不足，以疲乏、气短、自汗等气虚表现为主要特征。

形体特征：肌肉松软不实。

常见表现：平素语音低弱，气短懒言，容易疲乏，精神不振，易出汗，舌淡红，舌边有齿痕，脉弱。运动应以柔缓运动，如散步、打太极拳等为主，不宜做大负荷运动和出大汗的运动，忌用猛力和长久憋气。

3. 阳虚体质

总体特征：阳气不足，以畏寒怕冷、手足不温等虚寒表现为主要特征。

形体特征：肌肉松软不实。

常见表现：平素畏冷，手足不温，喜热饮，精神不振，舌淡胖嫩，脉沉迟。

4. 阴虚体质

总体特征：阴液亏少，以口燥咽干、手足心热等虚热表现为主要特征。

形体特征：体形偏瘦。

常见表现：手足心热，口燥咽干，鼻微干，喜冷饮，大便干燥，舌红少津，脉细数。耐冬不耐夏；不耐受暑、热、燥邪。

5. 痰湿体质

总体特征：痰湿凝聚，以形体肥胖、腹部肥满、口黏苔腻等痰湿表现为主要特征。

形体特征：体形肥胖，腹部肥满松软。

常见表现：面部皮肤油脂较多，多汗且黏，胸闷，痰多，口黏腻或甜，喜食肥甘甜黏，苔腻，脉滑。

6. 湿热体质

总体特征：湿热内蕴，以面垢油光、口苦、苔黄腻等湿热表现为主要特征。

形体特征：形体中等或偏瘦。

常见表现：面垢油光，易生痤疮，口苦口干，身重困倦，大便黏滞不畅或燥结，小便短黄，男性易阴囊潮湿，女性易带下增多，舌质偏红，苔黄腻，脉滑数。

7. 血瘀体质

总体特征：血行不畅，以肤色晦暗、舌质紫黯等血瘀表现为主要特征。

形体特征：胖瘦均见。

常见表现：肤色晦暗，色素沉着，容易出现瘀斑，口唇黯淡，舌黯或有瘀点，舌下络脉紫黯或增粗，脉涩。

8. 气郁体质

总体特征：气机郁滞，以神情抑郁、忧虑脆弱等气郁表现为主要特征。

形体特征：形体瘦者为多。

常见表现：神情抑郁，情感脆弱，烦闷不乐，舌淡红，苔薄白，脉弦。

9. 特禀体质

总体特征：先天失常，以生理缺陷、过敏反应等为主要特征。

形体特征：过敏体质者一般无特殊；先天禀赋异常者或有畸形，或有生理缺陷。

常见表现：过敏体质者常见哮喘、风团、咽痒、鼻塞、打喷嚏等；患遗传性疾病者有垂直遗传、先天性、家族性特征；患胎传性疾病者具有母体因素影响胎儿个体生长发育及相关疾病特征。

结合上面的描述，看看你属于哪一类或混合体质呢？

一般认为体质状态是难以改变的，这是因为体质里面包含了心理状态因素。我们常说“性格决定命运”“江山易改，本性难移”，其实性格也决定了身体状态，某些特定的性格容易得特定的疾病，比如争强好胜、容易急躁的人容易出现心脑血管疾病、高血压等；经常忍气吞声、爱纠结、性格偏于压抑的人容易出现肠胃、结节类疾病，同时会增加患癌的风险。

本性难移，不是说性格一点都不能改变，只是说变化起来相对困难，你可以通过后天饮食、运动、认知的变化，将性格中不利于身体健康的那一面纠正得相对平衡，保留其中有助于身体健康的一面，这样就是一个相对合适、平衡的状态。比如说很多失眠的患者，都会有追求完美的性格，这类人在生活、工作上，甚至睡眠上都非常较真，其实我们只需要把追求完美的性格与睡眠剥离开，对待工作认真即可。

那么改善体质有什么可行的方法吗？经常听老拳师讲打太极拳可以改变人的气质，通过形与神的共同调节，本来弱不禁风的小伙子可以通过传统养生功法、内家拳的训练变得结实挺拔，脾气急躁的人可以变得柔和，达到调和阴阳的目的，从而改善每个人的体质状态。

这是我的亲身体会：在练习站桩和形意拳之前，我的身体瘦弱，内向寡言，脾胃常年不好，经过长时间的功法练习之后，改善了我的脾胃功能，饭量增加，身体开始长肉，看着有精神了，性格也逐渐变得开朗，这就是老祖宗留给我们改变体质的锻炼方法，值得大家长期坚持。

二、容易失眠的体质

那么哪些体质的人容易出现睡眠问题呢？从我的临床观察来看，阴虚体质、血瘀体质、气郁体质的人比较容易出现失眠症。

体质除了先天禀赋，其实很大一部分是受到后天的环境、教养方式的影响，逐渐形成的某种性格状态，临床上经常看到长期受到失眠问题困扰的患者，工作职位往往是技术、科研、财务类，或者某公司部门的领导等，共同的特点是追求完美，做事一丝不苟，容不得自己或者别人出一点差错，出一点问题就容易火冒三丈、怒发冲冠，在问诊时提及父母或其他长辈的教育方式，往往是严厉，家教严格，过度关注成绩的状态，在这样的高压环境中成长，大概率会“遗传”家族成员的性格状态，形成相同的体质和疾病。

当你为了一个理想的目标，特别努力追求，想快点达到“目标”，心理极度兴奋时，身体的气血是上行的，也就是我们常说的“心火上炎”。你会感觉到全身发热，口干舌燥，长时间持续这种状态，你的大脑已经记忆下了这种气血走行的状态，只要遇到、听到、看到心中所设定的目标时，气血就会朝着这个方向行进，随着时间的积累，就会出现所谓“阴虚火旺”的体质状态，表现在身体上会有手脚心热、性情急躁、皮肤干燥、口舌干燥、大便干结等不适，这类体质的人更容易出现失眠问题，常常把对工作生活的认真、追求完美的状态转移到睡眠上，幻想一个完美的睡眠状态，本来自然而然的睡眠变得难以进行，久治难愈。

血瘀体质与气郁体质常常如影随形，在一个人身上同时出现，互相影响。中医讲“思则气结”，思虑过度，考虑事情过于纠结，不敢下决定，容易影响脾胃运化功能，气行则血行，如果气郁导致推动无力，日久就必然会形成血瘀，所以气郁、血瘀往往同时出现。这类人容易多愁善感，闷闷不乐，无缘无故地叹气，上腹部、两胁肋处胀满，皮肤干燥粗糙等。气滞血瘀体质的人常常压抑自己的情绪，生活中过于忍让，不懂得拒绝，白天发生了很多不如人意的事情，经常过度联想，到了晚上睡觉的时候，让人生气的事情像过电影一样，在大脑中反复出现，越想越气，翻来覆去睡不着，久而久之，容易把这种焦虑情绪带到睡眠上，担心自己睡不着，怀疑自己的身体是不是出现了大问题，会上网查询各种失眠相关的

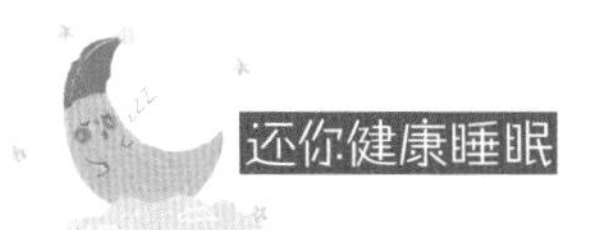

资料，长期以来陷入压抑、纠结等负面情绪和对失眠的恐惧当中难以自拔。

综上所述，阴虚、气郁、血瘀体质是失眠症的易感人群，希望你可以自行辨别，看看自己偏于哪种体质，并通过有效的方法将不平衡的体质调整到相对和谐的状态，那么失眠症也会从根本上离你远去。

第二节　若想睡得香，需要五脏安

失眠问题 80% 主要来自心理、生活方式等，大部分到门诊求治失眠的患者，都会带有一定的焦虑情绪如过度关注睡眠、期待一个美好的睡眠状态、对失眠的恐惧感。但是往往由于医院过高的门诊量，使医生与患者深入交流的时间很少，这也导致了，靠药物解决失眠问题的“唯一性”，忽略了心理的重要性，从而导致失眠问题迁延难愈。

讲心理首先要提一下中医的取类比象思维，有助于后面内容的理解。所谓取类比象，指运用带有感性、形象、直观的概念、符号表达对象世界的抽象意义，通过类比、象征方式把握对象世界联系的思维方法，又称为“意象”思维方法。具体地说，就是在思维过程中以“象”为工具，来认识、领悟、模拟客体的方法。取“象”是为了归类或比类，即根据被研究对象与已知对象在某些方面的相似或相同，推导在其他方面也有可能相似或类同。取象的范围不是局限于具体事物的物象、事象，而是在功能关系、动态属性相同的前提下可以无限地类推、类比。

举个例子，我们中医常说“风为百病之长”“风善行而数变”，一般是指自然界的风，变动不居，诸多疾病都会夹杂“风”的临床表现，如老百姓常讲“最近是不是受风了”。其实中医是心身医学，在很多情况下忽略了“风”的心理意义。风的特点是变动，那么依据上述取类比象的思维方法，“风”也可类比到人、事上。例如，一个人疾病变化特别快、由轻到重、疾病发展迅速，或工作中的某个正在顺利进行的项目突然被叫停，社会政策、制度的变化等这类猝不及防的变化，引发当事人不平衡的心理状态，同样会在身体出现怕风，身体窜痛等症状，这也是中医常说的“内风致病”的心理原理。

传统中医理论不仅将人体各个部位看作一个整体，还将人与社会、人与自然看成一个整体，在取类比象的思维下，将相类似的功能、结构紧密关联到一起，指导着我们每一个人的日常生活、养生诊疗等。

失眠为什么会迁延难愈?

疾病是有记忆的，《灵枢·本神》提到:“所以任物者谓之心，心有所忆谓之意”“怵惕思虑者则伤神”，我们每天通过感官“眼、耳、鼻、舌、身、意”来接受外界庞大的信息，这是心的“任物”功能，承受外界事物的刺激，那么什么样的信息会容易留存下来，形成记忆呢?那些让你产生情绪波动，如恐惧、兴奋。害怕失眠，越抗拒这种感觉，越会加重失眠或想要那种躺床上一下睡到天亮的舒适感，但求而不得。就像蜗牛的触角一样，稍碰一下，身体就会产生强烈的应激反应，这种过激的反应会遗留在神经系统内部形成条件反射。如果不注重情绪疏导，失眠就好像一个无尽的怪圈，永远也无法从中逃脱出来。

那么从中医心理学的辨证论治角度，是如何看待失眠问题，以及如何自我调整呢?

一、心安才能睡得香

《素问·灵兰秘典论》提道:“心者，君主之官，神明出焉。”这里所提到的心，不单单是指我们的心脏，还指人体的控制系统，相当于电脑的 CPU、核心功能，古人把心类别成君主，一国之主，领导着整个国家的正常运行。

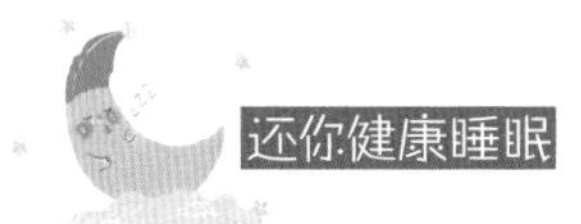

《素问·六节藏象论》又指出："心者，生之本，神之处也。"由此可说明心与神是密切统一的，在身体上可体现为一个人的整体面貌，如精神、情感状态，行为、语言活动等。

经常听到患者这样描述："我睡觉不能有声音，稍微有点声音，心里就会扑通扑通地跳，心慌得很，白天有人突然叫我，或者突然出现门响，心里就会发紧。"

阐明一个症状，一定要了解症状形成的深层原因，那么到底这类症状是怎么来的？其实刚才已经提到了，心为君主之官，用象思维的理论，在人情的方面，心可以类比为家里的长辈、工作上的领导、社会上的重要人物，在事情上可类比为现实中的生活、学习、工作等方面的重大事件。一般这类患者在过往的人生经历中，对上述的人、事上产生不平衡的心理或遭受过重大事件刺激，比如害怕领导突然下达命令、父母从小经常大声训斥、亲友的突然离世、遗失财产、工作的突然变动等，经历过这类应激事件刺激后一般会出现心慌、心里发紧的感觉，在没有得到正确心理疏导的情况下，身体内部的神经系统便将这种不良体验记忆下来，压抑到潜意识中，在未来的生活中控制着自己的身体，遇到类似的事件，或者不明原因就会出现心慌。

唐容川在《血证论·卧寐》中提道："心病不寐者，心藏神，血虚火妄动，则神不安，烦而不寐。"因此，很多人在睡眠时出现烦躁不安，有点声音就会被惊醒、心慌，往往与心的"君主之官"失职有关，治疗上当以养心安神的药食治疗，同时可进行适合自己的心理疏导，将那些压抑到潜意识中的不安、紧张释放出来，还"君主"一个安宁的睡眠内环境。

我常常和患者说睡觉先睡心，古人也常讲："吾日三省吾身""静思己过"，其实本质上都是一个心理自我调适、修炼自己的过程，通过经常的自我审视，把日常生活中出现的不平衡情绪释放掉，换个角度想开，从心底深处放下，这样心神才得以安宁，气血自调，自然睡得香。

二、养肾，让睡眠更有“根”

《灵枢·营卫生会》中论述:“老人之不夜瞑者，何气使然……老者之气血衰，其肌肉枯，气道涩，五脏之气相搏，其营气衰少而卫气内伐，故昼不精、夜不瞑。”

《黄帝内经》的这篇文章本是描述一种自然衰老的生理状态，人到老年时，气血衰弱、涩滞，肌肉枯槁，营气、卫气之间运行不畅，一派肾精不足之象，所以到了一定年龄，睡眠时间会自然减少，甚至有老年人晚上不睡，白天不醒。但是当今社会，出现了一个有意思的现象，由于社会工作节奏快、压力大，还有手机功能的完备，大部分人靠一部手机“活着”，为了给自己多些享受、放松的时间，到了该睡觉的时间，抱着手机刷短视频、打游戏，熬夜到两三点的大有人在，生怕时间不够用，有人第二天为了上班，起得早，但白天精神不佳，容易犯困；更有甚者，一些自由职业者工作时间自由，干脆睡到第二天中午。由于科技的发展，人为地制造出了“昼不精、夜不瞑”的“老年状态”，暗暗损耗着年轻一代人的肾精，到了老年后身体状态可想而知。经常看到某某青年连续追剧至凌晨3点，随后突发视物模糊甚至失明的报道，还有某某程序员连续熬夜加班猝死的消息，让人深感痛惜。

免疫力是人体抵抗外界细菌、病毒侵袭身体的能力，生活中很多不当行为会降低免疫力，熬夜是其中一大原因，有数据显示，成年人连续3个晚上不能保证7～8小时睡眠，免疫系统功能就可能降低一半，一天少睡3小时就足以降低重要免疫细胞的功能，出现习惯性的疲劳、容易感冒等。

中医有“卫气根于肾”之说，卫气行于脉外，敷布全身，内护脏腑，外固皮毛，是阳气的一部分，包含着西医所谓免疫力的概念，连续的睡眠不足，伤及肾精，自然也会影响卫气的运行，因此健康的睡眠时间和质量，对肾气的恢复至关重要。

1. 过于要强的你，正在偷偷地损耗你的肾精

《素问·灵兰秘典论》提道：“肾者，作强之官，伎巧出焉。”所谓“作强之官”，这里有一个类比的概念：“要强，想要变好。”可能有朋友在生活当中会有这样的感受，当你铆足劲想做好一件事，想要在工作、事业当中变得强大，做出一番成绩，让自己的生活变得更好、更加美满时，你的身体往往处于一种热血澎湃的感觉中，虽然此时测量体温是几乎没有变化的，但如果身体长期处在这样的状态，会出现中医所谓的“热”证，此时的脉象往往是非常有力的、速度比较快的。

同时中医认为“肾主恐”，担心、害怕的情绪状态，会影响肾的功能，同样的大部分人应该也有这样的体验，当你为一件事情担心、害怕时，身体会处于紧张状态，手心会出冷汗，打哆嗦，为一个好的结果担心，害怕得不到，害怕失去美好的感受，这时也会伤及肾的功能，出现中医所谓的“寒”证，此时的脉象一般呈现为紧、沉、迟慢等状态。

陈士铎在《辨证录》中言：“人有昼夜不能寐，心甚烦躁，此心肾不相交耳……夫心肾之所以不交者，心过于热，而肾过于寒也。”往往具有这类问题的人，对待很多事情都非常要强、理性、有自己主见，甚至有一些偏执，不容事情有半点差错，出现问题就会抓狂，典型的完美主义者。这种性格的人，在工作上大多是成功者，但如果用这种态度在睡眠上，失眠往往非常难治，他会习惯性地将完美主义用在睡眠上，有一点风吹草动或者偶然间的一次睡不好，就会特别在意，觉得我以前睡觉不是挺好吗，怎么现在突然失眠了，我的身体是不是出问题了？不断地去寻找答案，在找答案的过程中，你的大脑皮层，神经系统反而更兴奋，自然就会发生失眠。其实，睡眠是自然的生理现象，身体累了就会入睡。

还有的人陷入越期待好的睡眠状态，害怕失眠，反而越睡不着的恶性

循环中不能自拔，这种心理状态，在中医上来讲就是“心过于热，肾过于寒”的心肾不交的问题。此时可以服用一些治疗心肾不交的中药方剂来调理身体，但如果焦虑、恐慌的感觉过于强烈，药物效果不佳，一定要结合心理疏导，转移对睡眠的过度关注，如果睡不着可以起床做一些不让自己特别兴奋的事情，降低对睡眠的过高期待，学会不把对工作的认真态度转移到睡眠上，重新调整自己对睡眠的认知：偶然的一两次失眠是正常的，睡眠再好的人，也都会有几次失眠经历。

“伎巧出焉”指的是生活当中的技巧、主意，一个人办事灵活、鬼点子多，说明肾气充足。很多人经常在失眠后感觉头脑不灵光了，注意力不集中了，反应速度也比之前慢了，这都说明睡眠不足引起了肾气的耗损，肾主骨生髓通于脑，肾气足，头脑自然得到补益。

2. 传统的修炼方法对肾气的恢复作用

很多年轻人知道自己熬夜不好，但就是不想睡，因为白天工作，生活烦恼过多，很多人感觉只有晚上的时间是属于自己的，再加上手机网络铺天盖地的资讯、娱乐信息，好像更能在虚拟世界中找到满足感，分泌多巴胺使自己快乐，殊不知这些活动正在暗暗地偷走你身体的“肾精”。《道德经》讲：“五色令人目盲。”《黄帝内经》讲：“五脏六腑之精气皆上注于目。”

那么针对以上问题，有怎样的解决方法呢？

《道德经》提到的“圣人为腹不为目”，这是在中国传统文化修炼中调衡心身的重要理论支撑。把我自身的经历分享给大家：我毕业于北京中医药大学，自上学期间便对传统文化非常感兴趣，习琴、练拳，对身体大有益处。但工作、结婚生子后，各个方面的压力迎面而来，以前学习的技艺也因时间的关系暂时搁置了，我也曾有过通过晚睡看手机来试图缓解白天压力的习惯，随着时间的积累，只感觉自身越来越空虚，视力、精力大不如前，正是古人所说的“五色令人目盲”，那一段时间晚上做梦都

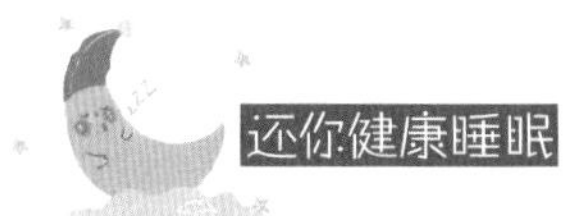

是手机里的画面，到了白天工作时就会出现注意力不集中、容易困倦等问题。这是属于肝肾不足，不能收敛魂魄所致，后来我恢复了弹古琴的习惯，不得不说，古琴作为琴棋书画之首，对人的心神、气血状态有着润物细无声般的调整作用。通过抚琴或听琴，可以丰富个人的精神生活，体会琴乐之美。从身体原理上讲，在弹琴时要求琴者周身中正，沉肩坠肘，精神放松，随之而来的是气血自然调和，再通过琴音所发出的中正平和之音，震动着五脏六腑、全身的每一根毛发，从而达到安神定志的作用。

在这里给大家推荐一首古曲《鸥鹭忘机》，此曲名出自《列子》中的寓言：

有个渔人喜欢水鸟，每次出海时，都与水鸟一同戏游，常常有上百只的水鸟飞来和他玩耍。有一天，他的父亲对他说："我听说那些水鸟都愿意与你游玩，你捉几只带回家给我玩玩。"第二天，渔人出海了，可是水鸟只是在他的头顶盘旋、飞舞，并不落下来。

后世用这个典故比喻：忘却了计较、巧诈之心，与世无争，淡泊名利的态度。我有很多次弹完这首古曲后，会感觉到从里到外的放松、愉悦，身体酥酥麻麻的，躺在床上什么都不想去理会，好像对手机没有任何兴趣了，很轻松地就睡去了，这应该也是身体自发产生多巴胺的效果。虽然手机里那些信息会让你感到无比兴奋，但是那只是暂时的快乐，此时身体中的气血是紊乱的，只有恢复到自然放松的身体状态，气血调和，从手机上瘾的怪圈中走出来，睡眠习惯自然能得到相应调整。

另外，传统的站桩功也是一个恢复肾气、调整睡眠的好方法。很多人其实还不了解站桩功，有一次，一个朋友问，站桩功是什么？是站在桩子上吗？我听后无奈地笑了笑，这种回答，证明传统文化普及度还不是很高。

站桩功来源于道家文化、武术文化，是一种调身、调心、调息，三调合一的，符合传统文化理论的身心锻炼方式。《黄帝内经》里提到的"提挈天地，把握阴阳，呼吸精气，独立守神，肌肉若一”，被相关学者认为是站桩功的最早记载。

那么在当代，对站桩功法文化起到巨大推动作用的当属意拳宗师王芗斋先生，现在很多流行的桩法要领和内在要求基本沿用了意拳中的理论体系。

作为一个安全、简便易行的身心锻炼方法，我身边的很多患者、朋友通过习练站桩功达到改善睡眠、增强免疫力、提高身体综合素质的目的。深究其原理，可回到前面所讲的“圣人为腹不为目”，当你的注意力从手机、生活当中的烦心事、工作的压力回归到身体中时，你身体的觉知系统打开了，身体筋肉就节节放松了，呼吸变得均匀、缓慢、深沉，心火自然得到沉降，内心的恐惧随着站桩功的练习逐渐消失，肾气自然得到补充，从心肾不交的不稳态转化为心肾相交的平衡态，睡眠就慢慢得到了改善。

古人讲“静能生慧”，我曾经体会过，在站桩态下，平静的感觉会将白天发生的各种不舒服的情绪，自然释放，想不通、理不顺的心结，身体会帮助你理顺，突然得到某些灵感。肾主骨生髓通于脑，安静的力量会帮助自己补充肾气、开发智慧、提高处理问题的能力，将身体、生活、工作拉向正轨，只要你静静地去体会，一切皆在潜移默化中改变着。当然改善的方法有很多，也不一定非得去弹琴、站桩，找寻适合的方式，转移对睡眠的过度关注，恢复到心肾相交的状态才是最为重要的。

三、肝胆相照：“一对压抑的难兄难弟”

有很多失眠者找中医看失眠，医生在切脉后可能会语重心长地说：“你有点肝郁啊。”然后开了一些疏肝解郁、治疗失眠的中药，有些患者吃完这些药后睡眠好些，还有些患者在服药后睡眠却没有得到改善。下面跟着我一起，看看肝郁的本质到底是什么？

《素问·灵兰秘典论》中提到的“肝者，将军之官，谋虑出焉”“胆者，中正之官，决断出焉”。有一个词语叫肝胆相照，对身体而言正是如此，肝和胆是一对好兄弟，在身体的调控中起到了相辅相成的作用。面对每一件事，肝像一位久经沙场的将军，每日运筹帷幄，谋划着事情的发展，而胆像一位刚正不阿的谋士，随时提出正确的抉择。

肝藏血，又主疏泄气机，其气升发，喜条达而恶抑郁，如果在谋划日常工作、生活中产生了不平衡的情绪，谋虑过度，为了克服各种阻力，想尽一切办法达到目的，就会影响肝的疏泄功能，从而影响气血的运行，人卧则血归于肝，到了晚上本该是睡觉的时间，肝还不休息，依然在谋虑、算计，气血仍在外耗，久而久之，必然会出现血虚、失眠等问题。

关于肝的另外一条重要理论是“怒伤肝，怒则气上”，一般理解为发怒伤肝，其实有不舒服的感觉通过吵架发火的方式来宣泄，反而是一个释放的途径。那什么情绪最伤肝呢？压抑、委屈、有火不敢发，想象看，如果一个带兵打仗的将军，不敢冲锋陷阵、勇往直前，反而缩在军营里瑟瑟发抖，这样能否赢得战争的胜利？

我曾治疗过一个小姑娘，她和妹妹抢玩具，抢不过却被妹妹推倒，也不敢吭声，姐妹俩“相爱相杀”，经常以这种模式相处，结果转天睡到凌晨时因为腹痛而醒，痛点在腹股沟，正好是肝经走行。后来没几天出现控制不住乱扔东西的现象，这其实是怒则气上的表现，小孩子表达情绪的能力弱，压抑日久只能以其他方式来宣泄，这也是肝的功能失常导致睡眠不稳的侧面体现。

小孩子尚且如此，成年人的肝功能出现问题更常见。例如，两口子吵架，一个强势、严肃，另一个压抑、委屈；一个倒头就睡，另一个看着气不打一处来，躺在那里越想越难受，心想“怎么这么快就睡了，也不管我”，就这样躺在那里自怨自艾，日积月累形成肝郁气滞，这是很多失眠患者的日常片段。

还有很多患者，白天在工作、生活中受了一肚子气，晚上躺在那里，大脑中总会冒出来白天的事情，心想“他怎么能那样说我呢，我怎么这么倒霉，成天受气”，躺在床上气愤地想着，大脑一直处于兴奋状态，难以入睡，如果这个事件引发的心结一直没有解开，慢慢地会被身体压抑到潜意识中，影响着自己，形成慢性睡眠障碍。

《灵枢·经别》提到胆的经脉“上肝，贯心”，心气通于胆，心藏神，神之主在心；胆主决断，某些神志活动又取决于胆，心胆互用，共同维持精神情志的相对稳定，调节人的睡眠节律，由此可见心，肝与胆的功能密切相关，牵一发而动全身。

在临床中还会出现一些有意思的现象：同样失眠的人，有些人稍微吃点药就能好，而另外一些人怎么吃药或换了各种医生治疗都不见好；遇见同样不公平的事情，有的人当天就能过去，有的人久久不能释怀。这就要从“凡十一脏，取决于胆”入手谈起。

提到中医的“胆”，这个抽象的概念，我认为可以从“胆商”这个偏现代的概念讲起，这样能使读者更容易接受。“胆商”是继“智商”和“情商”之后开发出来的一个全新概念，它将成为人才素质的一项新的评价标准。这个概念最初是在工商管理硕士（MBA）教育中提出来的，中欧国际工商学院执行院长刘吉认为，“胆商”是指一个人的胆量、胆识、胆略的度量，体现了一种冒险精神，如临危不乱、破釜沉舟、力排众议、敢为天下先、“该出手时就出手”“运筹帷幄之中，决胜千里之外”这些词汇都是对“胆商”的绝好注释。

胆商不是匹夫之勇，而是有胆有识，更不是胆大妄为，而是胆大心细。它是一种胸襟，能看淡得失成败。它是一种责任，能对生活、事业负责。它更是一种见识，能把握大局。可以说，胆商是气魄、学识、能力、水平的综合表现。

“凡十一脏，取决于胆”记录于《素问》，说明了其他脏腑功能的正常，

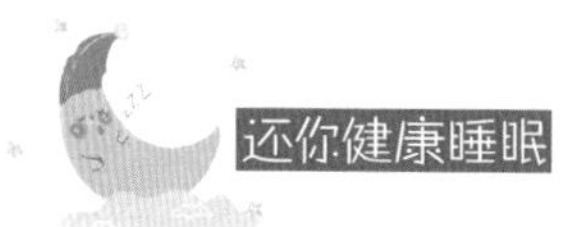

也依赖于胆的决断功能，对勇气的形成起着重要作用。《素问·经脉别论》云：“勇者气行则已，怯者则着而为病也。”也说明胆主决断，肝主卫外，共同起到助正祛邪的功能。胆属木，性喜条达，如果胆主决断的功能正常，那么气血疏泄自如，情志舒畅，遇到人情世事时，勇怯功能也会正常发挥，不易沾染病气，即使沾染也会很快恢复。这进一步印证了勇怯功能正常的重要性。由此可见，胆商这个全新的概念与中医所论述胆的生理功能有着类似含义，如果一个人做事决断果敢、准确，可以称为有胆识、有胆量，那么对应中医理论，可以称之为勇。反之，如果一个人做事谋而不决、犹豫、迟疑，可以称之为缺乏胆识、缺乏胆量，那么对应中医理论，可以称之为怯。在医学上，胆气充足之人，在外界不良事件刺激下，防御力较强，不容易在心神系统内部留下不良信息，遗留影响小，恢复也快；胆气怯弱的人，在外界不良事件刺激下，防御力较弱，容易在心神系统内部留下不良信息，身体会出现不好的感受，遗留影响大，容易形成疾病。可见，胆主决断与勇怯，对于防御和消除外界不良精神因素的影响、维持气血的正常运行、确保脏器功能正常，以及互相协调都有着重要意义。

那么一个人的“勇”“怯”最初是如何形成的？

在新生儿出生的瞬间，由阴阳一体分化为阴与阳的状态，心中只存在单纯的安全感和不安全感，这个是从自身感受来讲的，从外界来看即勇和怯两种状态。从现代心理学的角度阐释，对胎儿来说，子宫是温暖柔软、环境稳定、营养丰富、可以被很好地保护着的，婴儿出生时，从母亲的子宫中脱离出来，突然来到外面，外面的一切都是陌生的，生存环境发生了很大的变化，外界事件的刺激早已超过了其所能接受的水平，不安全感非常强烈，这时婴儿只能通过啼哭的方式来寻求关注，妈妈的拥抱、食物、衣服的供给都给了婴儿安全的感觉，此时最为重要的是本能需求。

1岁以后随着婴儿身心的健康发展，婴儿开始接触自然和人际关系，自然包括周围的声音刺激、冷热刺激、光线刺激等，人际关系主要是父母，以及其他主要养护人的教养方式，包括养护人的语言、表情、动作、声音都会影响婴儿胆气的形成，也就是说，勇和怯的早期人格塑造会对个人的身心健康带来深远影响。教养方式无论是过度保护，还是忽略保护，这两个极端都会给胆春生之气的发展带来影响，而恰当的、适中的方式对胆正常决断功能的形成起到了至关重要的作用，同时形成了基本的勇怯意识；到3岁的时候，胆的生理功能基本形成，即形成了较为稳定的安全感和不安全感，胆商是最基础的人格要素，类似于中医所讲“凡十一脏，取决于胆”，此时个体自我意识也逐渐发展。

最初的胆商是相对稳定的；到了3～7岁，经历第一反抗期，并在各种生活事件和教养方式的共同作用下，相对稳定的胆商又在矛盾中进行了重组、发展，随着与社会交往的日益密切，逐渐发展出了基本的人际交往模式和个体意志力；7～18岁或7～25岁，在人格四个基本要素胆商、自我、人际、意志力基础上，丰富的生活经历和教养方式，使人进一步发展和完善，最终人格的六大要素“胆商、自我、人际、意志力、世界观、性发展”都基本稳定，人格基本形成；25～60岁是人格稳定期，虽然也有各种因素的刺激和影响，一般情况下不会发生很大的变化；60岁以后因人而异，退休以后，或者由于一些原因，人格当中的六大要素减少或者缺失，出现老小孩的人格发展趋向；在衰老和疾病过程中，世界观和意志要素也衰退了，恢复到了3岁左右的胆商和自我要素阶段。在临终过程中，勇和怯亦是最主要的人格要素，个体表现出对疾病和死亡的接纳和害怕，就如出生时一样，只有安全感和不安全感。胆的决断及勇、怯功能的正常与家庭环境、教养方式密切相关，潜移默化地成为人格当中的一部分，影响着今后的人生走向和身体健康，因此那些怎么吃药都治不好失眠的患者，需要考虑是不是胆的功能发生异常，转换治疗思路，通过有效的心理疏导、行为习惯的改变，转化性格当中不利的那部分，提升自己的胆气！

四、“吃得开”，睡得香

在临床当中，有脾胃问题的患者非常多，主要是由于现代社会发展，人们对物质、精神财富的过度追求，生活工作压力的日益增大，久坐缺乏运动，经常饮食不规律，这些都是导致脾胃失调及失眠的重要因素。

失眠患者的心理焦虑因素使脾胃病更加严重，同时，脾胃病患者出现胃痛、胃胀、恶心、呕吐、反酸、嗳气等气机上逆的表现也会影响患者的夜间睡眠质量。《黄帝内经》所讲“胃不和则卧不安”正是此理。目前主流医学治疗失眠常采用镇静催眠类药物和其他药物，但镇静催眠类药物的不良反应较多，寒凉伤及脾胃，而且容易形成药物成瘾。

老百姓对“胃不和则卧不安”的印象仅停留在吃饱了撑着睡不着觉，或者饿得难受不能入睡，其实这句话的背后还有丰富的中医心理学机制。

国外的科学家在很早通过科学的方法得出了结论，胃肠道是人体的第二大脑，称为“腹脑”，其拥有约1亿个神经细胞，能储存身体对所有心理过程的反应，并监控胃部活动及消化的整个过程，功能完全独立于大脑之外。腹脑拥有自己的喜、怒、哀、乐，若长期压力过大，如过度紧张、焦虑，均可使胃肠道生理功能发生紊乱。例如，有些易肠激综合征患者每当遇到考试等重大事件时，就会出现腹部紧张感、疼痛等症状，上厕所之后即可缓解，传统中医认为此症属肝强脾弱，常用方剂为“痛泻要方”，以疏肝解郁健脾。其实早在《道德经》时代就提出了“圣人为腹不为目”的说法，以及传统中医提出的“脾胃为后天之本”的观点，这和刚才提到的腹脑的概念有相近之处，可见古人的超人智慧。

经常听患者说“我看见这个人气都气饱了，看见他就不想吃饭”，还有人生气后出现腹胀、腹痛、胸闷、憋气等症状，这都说明了精神心理因素与脾胃关系密切。

《素问·灵兰秘典论》提到的“脾胃者，仓廪之官，五味出焉”“胃主受纳，腐熟水谷”，用取类比象的思维方法：胃主要的生理功能是接受食物、消化腐熟水谷、并供给身体能量，这种功能类比到人、事上可以理解为容纳、接纳、接受的意思。例如，跟这个人相处合得来，一起吃饭、畅谈很愉悦、放松；跟另一类人合不来，拒绝和他谈话，见到他就堵心、紧张，或者一想到工作上的烦心事就不想去干，这种不接受的状态、不平衡的心理，就会造成胃的受纳功能失常，出现胃胀、胃痛等症状。

我曾碰到过一位患者，自述年轻时谈恋爱自己属于付出型、讨好型人格，不能被对方说一点不好，女方觉得自己肚子大，就每天收起肚子走路，久而久之出现了稍微一紧张，肚子就胀气、四肢发凉、晚上睡眠不好，放松之后胀气就能缓解，四肢回暖，睡眠也能正常，这也是一个由于不能接纳自己的不好，身体出现应激反应，进一步发展为胃病、失眠的案例。

从结构上来看，脾胃的位置恰巧处在人体中心，心肾相交的功能也要靠脾胃这个中轴系统来完成，所以在治疗失眠的过程中要特别注重与脾胃相关的生理和心理状态。

在这里要提到一个概念，即“心下伏梁”，在《灵枢·邪气脏腑病形》提到：“心脉急甚者为瘛疭。微急为心痛引背，食不下。缓甚为狂笑。微缓为伏梁，在心下，上下行，时唾血。”又如《难经·五十六难》：“心之积名曰伏梁，起齐上，大如臂，上至心下，久不愈，令人病烦心。”伏梁的具体位置在人体腹前、剑突至脐的连线处，可取仰卧位，双腿屈曲，令腹部放松，用一只手的食指、中指并拢横向触摸，一般会摸到如筷子样的长条形条索。因位置较深，好像起到支撑上半身的作用一样，故名伏梁。出现这个伏梁的问题后，一般都会有脾胃不和、胃胀、纳差、心慌、

胸闷、憋气、烦躁不安、失眠等症状。伏梁的位置正好处在心肾相交、沟通的要道，若想气机通顺，此伏梁必除。

伏梁的形成不外乎外感、内伤。外感者，可因感受外寒或久居寒湿之地，导致气滞血凝，逐渐形成；内伤者，可因情志失衡或饮食过于生冷、寒凉，致使肠胃经脉、筋肉聚结成瘀，久而成积。

正如《灵枢·百病始生》所云“积之始生，得寒乃生，厥乃成积也”“寒气上入于肠胃，入于肠胃则䐜胀，䐜胀则肠外之汁沫迫聚不得散，日以成积”“虚邪之中人也……留而不去，传舍于肠胃之外，募原之间，留着于脉，稽留而不去，息而成积”。再如《灵枢 · 百病始生》云：“卒然外中于寒，若内伤于忧怒，则气上逆，气上逆则六输不通，温气不行，凝血蕴里而不散，津液涩渗，著而不去，而积皆成矣。”

这两段文字描述的正是外寒和内伤成积的发病机制，不得不提的是，肿瘤的问题也属于积的范畴，临床上会发现，很多肿瘤患者，常常伴随着很深的情绪心理问题。

在这里我分享一个有意思的现象，曾在一次直播时，我面对上千名观众提到过关于“伏梁”的概念，让大家体验触摸，同时用我在本书后面提到的情绪释放方法释放有关“不接纳的”情绪，很多观众反馈，伏梁的软硬、大小均有不同程度的变化，同时会伴有打嗝、排气等祛病反应，更有一些朋友第二天和我反馈，做完释放后，当天睡得非常香。这次体验从侧面证明了情绪对伏梁的形成、睡眠质量有着很大的影响，同时让我对中医的心身一元论有了更深一步的体会。

脾主思，思则气结，脾又为“谏议之官，知周出焉”，有提出建议，将善恶之事上报君王的职能、日常思考问题是脾的正常功能，但若反复纠结一个问题，停不下来，被自己的认知、逻辑框住了，这个时候脾的功能是异常的，谏议之职不能上达，同样脾的运化疏布水谷精微的功能也会减弱，这也是我们常说的“脾虚”。当今社会脾虚之人数不胜数，例如，老百姓用手机上网购物时，物品琳琅满目，所选择的余地很多，此时就要进行各种对比，质量的好坏、价格的高低，对选择恐惧症的人来说是非常难过的一件事，往往在不断纠结到底该买哪个的时候，时间就偷偷地溜走了，这种纠结的状态会影响脾的正常功能。当然睡眠也是一样，科技的进步，让我们在各大网络平台上能够接收到浩瀚如烟的医学知识，特别是中老年人，这个年龄段的人更关注自己的身心健康，若看到有专家，就会去特别认真地听讲、做笔记，生怕漏了一点，但是听了很多课之后不知道该听谁的了，有专家说吃这个食物对睡眠好，又有人说睡子午觉好，还有人说中午别睡，好多说法自相矛盾，到底该听哪个呢？往往在这种盲目的状态下更容易出现对睡眠、身体健康的焦虑，各种观念的冲击，会让当事人加重对睡眠的关注，反而不利于正常的睡眠，也会造成脾虚的问题。

其实医学知识本就非常复杂，每个医生看问题的角度不同，得出的结论也不同，这些结论也适合不同的患者。这个时候中医“辨证论治”大原则就派上用处了，针对每一个患者，具体问题具体分析。

当你面临不同观点，对比琢磨时，无非想找到一个最佳答案，最好的状态是马上做出抉择，此时身体的肝胆脾胃功能是相对正常的，如果长时间纠结于两者之间，就会陷入思维的束缚当中，此时我建议大家，勇敢地迈出第一步，做出一个自己倾向比较大的观点，实际操作一下，结果无非是好和坏，用现实的反馈，给虚无缥缈的想象吃一颗定心丸，当好和坏的结果都能接受了，恍然大悟，原来是这么一回事。还是用失眠来举例，躺在那里翻来覆去睡不着觉，想吃一粒助眠药让自己快点睡着，但是又怕吃完之后对身体有影响，如果不吃助眠药，睡不着太难受了，此时会陷入自我的纠结当中。

对于失眠认知行为治疗当中有一个方法，放弃努力睡觉的状态，不拒绝清醒，告诉自己不睡了又能怎样，年轻的时候肯定也熬过夜，第二天也很快恢复过来了，虽然现在年龄大一点但是也能很快恢复，要相信自己身体调节能力是很强的，勇敢地迈出第一步，当大脑放弃纠结的时候，对睡眠的焦虑、期待也会自然降低，此时身心放松了，大部分人也能自然地睡去。因此，常陷入纠结的朋友，要学会冲破思维的桎梏、勇敢地去做，调动你的胆气，不怕失败，用胆的春生之气，恢复脾胃的功能，只有这样你才会发现以前的脾虚、身体沉重、乏力懒言、失眠的问题自然会得到缓解，不药而愈。

五、呵护娇弱的肺脏

肺主一身之气，司呼吸以朝百脉，肺调整呼吸的功能正常，才能调整全身的气血运行，从而调节睡眠。道医里面有个概念叫“三魂七魄”，其中一个魄就是专门来管理呼吸的，你看那些睡觉以后打呼噜，或者去医院检查出有睡眠呼吸暂停综合征的人，都是肺的问题。当然这里所指的肺不是西医的那两片肺叶，而是一个大的呼吸调节系统，其中包括了鼻腔、咽喉等。

若呼吸状态不佳，如睡眠呼吸暂停综合征的患者，睡觉期间有呼吸的停顿，这个时候全身气血运行发生障碍，其他脏腑自然得不到气血的濡养而功能失常，这类人一般建议先去专业的耳鼻喉科室，检查呼吸道内有无异物卡压影响气流通过，若无异物，可从传统中医的角度辨证治疗。

还有一种呼吸状态的异常会发生在遇事容易着急、紧张的一类人，他们的呼吸模式往往是紊乱的，也就是在精神紧张的状态下，错误地使用了呼吸肌肉群。掌管呼吸的主动肌群是膈肌，辅助肌肉是肋间肌、斜角肌等，正确的肌肉启动顺序应该是膈肌先动起来，辅助肌随之而动，但往往长期紧张的人，会不自觉地抬起双肩，斜角肌先紧张起来，膈肌随动，这样会形成耸肩、圆肩等不良体态，此时你肺部的呼吸功能是利用不完全的，会出现呼吸浅、胸闷憋气、胃胀等症状，不正确的体态和呼吸方式反过来更容易加重紧张的心理状态，形成恶性循环，随着病程的推移，也会出现颈椎病等问题，进而影响睡眠质量。

为解决此类问题，首先，要激活膈肌的运动，将呼吸方式转变为腹式呼吸，增强膈肌的力量；其次，注意呼吸的时候不要耸肩，可以对着镜子提示自己。在临床中有这类问题的朋友很多，我曾接诊的一位女性患者，觉得自己全身捆了个紧箍咒，紧得不行，到医院检查了一遍没有任何问题，无奈寻求中医治疗。我在问诊时发现，此患者平日非常急躁，上班怕迟到，每日处于飞奔的状态；无论工作还是家庭生活中只要有一点事，必须马上干好，而且亲力亲为，睡眠非常差，入睡困难，多梦。知道问题所在后，我指导她用了上述方法松解呼吸肌后，多年的全身束缚感得到缓解，一下子轻松了很多，第二日反馈睡眠也有所好转。中医治病所谓“知其要者，一言而终，不知其要者，流散无穷”，抓住问题的根源，其他症状往往也随之而解，希望此方法帮助到更多长期被紧张状态困扰的朋友。

中医认为悲伤肺。《素问·举痛论》又说“悲则心系急，肺布叶举，而上焦不通，营卫不散，热气在中，故气消矣”。人为什么会有悲伤的情绪？往往是期待过高，把什么事情都想得特别美好，如想着这次考试，做的题特别顺，应该 90 分以上没问题，心情处在兴奋状态中，但试卷一下来，70 多分，这能不悲伤吗？小的考试尚且如此，如果经历高考落榜了呢，伤心欲绝！大家应该有过体验，当一个人哭泣的时候，胸部以上是发紧、抽动的，这也就是上文所说的，“心系急，肺布叶举”，身体的气血把津液往面部推动，所以才出现了眼泪，此时能量大部分集中到上焦。哭几次，情绪的正常宣泄，可以帮助气血恢复正常运行，起到调整身体的作用，但如果长期处在这种悲伤、哭泣的状态，像林黛玉一样，就会出现上文所说的，“上焦不通，营卫不散，热气在中，故气消矣”，出现气短乏力、口干口渴，严重的还会出现失眠、干咳等症状，这也是典型肺阴虚的表现。

还有一类人幻想过多，经常给自己加戏，如患有疑病症的患者，只要身体上有一点点症状，就会往最坏处想，身体上出现异常的表现，就担心会不会得重病？然后上网大量查询相关信息，越查越害怕，甚至把自己的后事都想好了，这种想入非非的状态也会伤及肺的功能。

有些人在失眠问题上也是一样，特别是患失眠已久的患者，这类人都会这样描述自己：我只要睡好了一切都好了，真想一觉睡到天亮。长期饱受失眠的痛苦，内心深处对睡眠有着深深的恐惧，一方面害怕睡不着；另一方面对睡眠有着过高的、不切实际的期待，处在恶性循环中难以自拔。还有一些人躺在床上，翻来覆去睡不着觉，脑子里面开始浮想联翩：这都12点了，还没睡，我第二天的工作怎么办，身体能不能吃得消？坏了，我现在有点心慌、胸闷，明天如果猝死了怎么办，家里还有老人和孩子，谁来照顾？就这样大脑在不断幻想中，越想越害怕，越害怕身体越兴奋，更睡不着了。

无论是期待过高或者是长期处在悲伤的状态，都会影响肺的功能，从而影响睡眠。这类患者是典型的完美主义者，对性格中根深蒂固的问题，治疗起来相对较慢。自我心理调节上需要从小事做起，活在当下所做的事情当中，要学会经常看到自己的进步，有一点错误也能接受。成功和失败，正确和错误都是矛盾关系，没有错误和失败，哪里会有正确和成功呢？

综上所述，五脏的功能正常与否与睡眠质量的高低有着密切关系，任何一个脏腑功能的异常都会引起其他相关脏腑的失衡，牵一发而动全身。然而心主神明，为五脏六腑之大主，五脏的功能虽错综复杂，但从治疗的角度，只要抓住心主神明这个主要矛盾，放松心态，轻装上阵，也会帮助调节其他脏腑的气血状态，共同帮助改善睡眠质量。

第三节　怎么想，才能睡得好？

“怎么想”，涉及认知问题，而认知是心理结构的三要素之一，我们怎样理解认知？

早在《灵枢·本神》就有对心理认知过程的论述：“所以任物者谓之心；心有所忆谓之意；意之所存谓之志；因志而存变谓之思；因思而远慕谓之虑；因虑而处物谓之智。”

现代心理学认为，认知是人们获得知识或者应用知识的过程，或者信息加工的过程，这是人们最基本的心理过程，它包括感觉、知觉、记忆、思维、想象、语言。这么多的名词概念看起来容易混乱，举个例子：你准备吃一个苹果，用手摸起来，其形状是圆的，表面光滑的，舌头尝起来甜甜的，这是感觉；知觉就是对全部感觉的整体认识，使其逐渐成为自己的记忆，一提到苹果就能想起来它的形状、味道，分泌唾液，心理可能出现想吃的感觉；作为艺术家来讲，可以结合自己的经历，丰富苹果本身的形象，如把苹果想象成一个卡通人物，或者做一件雕塑，画一幅画，这是一个整体的认知过程。

再举例，有人看到老师就联想到曾被老师严肃批评过，潜意识里认为自己犯了错非常害怕，进而出现身体紧绷；但有些人，看见老师无所畏惧，即使被老师批评也会找各种理由搪塞过去，不认为是自己的错。对批评的不同认知状态，决定了身体状态的不同反应。

联想到睡眠，有人一提到睡眠没有任何负担，倒头就睡；而有人提到睡眠，就会觉得有压力、认为做了多少准备工作都无法保障有好睡眠。下面看看有哪些错误的认知会影响你的睡眠质量。

一、“我特想一倒头，脑子里什么都不想，一觉睡到天亮”

我在临床中碰见很多这类失眠患者，认为睡前什么都不想，脑袋放空才是最好的。虽然，让大脑安静下来有助于睡眠，但是大多失眠患者却难以做到。

有一句话叫“水至清则无鱼”，其实大脑就是用来思考事情的，脑中会闪现某些想法是正常现象，这说明你的大脑是活跃的，有认知障碍、重病的人才会什么都不想。对于厌烦的情绪，其本质是大脑回想起因类似经历而产生的不良情绪体验，如“我怎么总想那些烦人的事呢？太讨厌了，赶紧走开”，这种不良情绪，会让你的大脑和身体再度兴奋起来，进而失眠。换个角度说，一个每天工作生活都很顺利，幸福感满满的人，头脑中出现的都是令人愉悦的画面，还会睡不着吗？所以造成失眠的是情绪，而不是大脑当中的想法，这就需要我们提高自己化解、释放情绪的能力，等负面情绪的能量降低之后，大脑中排斥的人或事件出现的频率就会减少，自然回归安静的状态。失眠较严重的患者，本身往往具有一定的偏执性格特征，遇到事情易钻牛角尖，不知变通，遇到同样一件令人气愤的事情，大部分人能够很快地从气愤的状态中走出来，而偏执的人会和这件事“死磕”，越想越愤怒。对于这类失眠患者，一定要通过有效的方法弱化这种偏执性，才能从根本上治疗失眠问题。

为了有个好睡眠而期望“什么都不想”的认知是错误的。从心理角度来看，有意义的“放空”“安静”是不加批判的，通过自身的感官系统（眼睛、耳朵、鼻子、舌头、身体），观察周遭的一切事情：外界的车声、风声、鸟鸣，身体的感觉等，这种方式也叫静观。什么是不加批判？是指对于一个人或一件事情，不要有对、错、好、坏等先入为主的判断，全然地观察这个人或这件事给你带来的心理和身体感受。

例如，你今天肩膀突然疼痛了，以前可能会恐慌，烦躁不安，担心自己是不是得了肩周炎或者其他重病；现在你去安静地观察：肩膀痛是不是因为最近压力过大了。随着观察，你可能慢慢了解到身体是在通过这个疼痛来提醒你该调整生活状态了。用有效的方法释放下最近的压力，再观察肩痛是否有变化。这种方式就是在“静观”。曾经有一位患者对我说：“医生，我终于知道提心吊胆是什么感觉了，一遇到点事，就开始紧张，这个心脏、肚子都是揪着的，然后开始有气堵在肚子里，有憋胀感，手脚开始发凉，当身体放松或者这个事情想开了，憋着的气马上就能通过打嗝排出来，手脚很快就热了，这挺有意思的。以前没静观过自己的身体，有不舒服整个人就会很低落，陷进负面感受中出不来，现在能自我调整了。”

《道德经》讲“常无欲以观其妙”，说的也是通过不加批判地观察，感受身体的奇妙变化，静中妙有，从以前对身体缺乏自知、恐慌，到现在的观察、自知的状态，从形与神的分离，逐渐转变为形神合一的状态。当你的心神回归了，气血便随着正常的轨迹运行，失眠问题自然迎刃而解。

对于失眠的朋友可以这样做：当感到身体累了上床睡觉后，却因为想起很多事情而睡不着，这个时候要允许想法的存在，也允许自己睡不着的情况出现，不加批判地观察大脑中让你开心的，不高兴的想法，以及身体的紧张感和恐慌感，学会不被情绪牵着鼻子走，这样身体才会放松下来。

二、“我做了一晚上的梦，都没有睡好”

我曾在直播讲课时，面对几百位听众问了这样一个问题：“你睡觉时是否讨厌做梦？”回答“是”的人数要多于回答“否”的，“觉得做梦影响睡眠”这种认识是普遍存在的，那么究竟做梦是否影响睡眠呢？

首先，我们来了解一下现代医学对梦的认识。

人们正常的睡眠结构周期分两个时相：非快速眼动睡眠期和快速眼动

睡眠期。这两个时相交替出现，交替一次称为一个睡眠周期，两种时相循环往复，每夜通常能有 4 ～ 5 个睡眠周期，每个周期 90 ～ 110 分钟。大多数梦就发生在快速眼动睡眠期。根据睡眠周期，一个晚上最多做 5 次梦，与梦纠缠的时间不会超过 2 小时，所以每晚可以安然入睡的时间并不少。而且，在做梦的过程中，从大脑的活动到整个身体的生理功能都会发生一些变化，如脑内乙酰胆碱和多巴胺水平的增高，脑代谢和血流量的增加，5- 羟色胺和去甲肾上腺素水平的降低，还会出现心率的增快、血压的波动和代谢率的降低等。有研究表明，这些生理功能的变化不仅不会影响睡眠和伤害大脑，反而会调节大脑细胞活动和完善脑细胞功能，有助于促进睡眠和提高睡眠的质量。可以说做梦是一种保护睡眠的机制。

生活中也常常会听人说："一夜无梦，睡了个好觉。"那么不做梦就是睡眠好的标志吗？有科学工作者做了一些阻断人做梦的实验，即当睡眠者一出现做梦的脑电波时，就立即被唤醒，不让其梦境继续，如此反复进行。结果发现：对梦的剥夺会导致人体一系列生理异常，如血压、脉搏、体温，以及皮肤的电反应能力均有增高的趋势，自主神经系统功能有所减弱，同时会引起人的一系列不良心理反应，如出现焦虑不安、紧张、易怒、感知幻觉、记忆障碍、定向障碍等。显而易见，梦是人体一种正常的、必不可少的生理和心理现象。事实上，人只要睡觉，就会做梦。有些人宣称自己睡觉无梦，其实是因为睡得深，如果处于深睡眠状态，这些梦境在醒来后是回忆不起来的，也就不觉得自己做过梦。只有睡得不够踏实，处于浅睡眠状态做过的梦才能记得起来。也就是说，不是做梦影响睡眠质量，而是身体上或精神上的原因影响了睡眠质量，让人记得梦境，感觉自己频繁做梦。比如最近精神压力过大，做一些噩梦、惊慌恐怖的梦，使人从睡眠中惊醒，醒后又很难再入睡，大脑得不到休息而疲劳。很多神经衰弱的人往往入睡困难，好不容易睡着了又被噩梦惊醒，导致白天昏昏沉沉、无精打采，甚至还会由梦产生疑病症和焦虑症，从而加重病情的发展。

由此可见，梦是一种正常的生理现象，不喜欢做梦本来就是违背生理规律的想法，那么大家讨厌的是什么呢？其实是梦中的负面情绪体验，如梦见一些赶考、着急上班、鬼怪等场景，造成心身的痛苦感觉。

1. 梦是怎样形成的

意识，指的是主体自己能明显观察到的心理活动形式，它处于主体心灵结构的表层；前意识，指的是一种暂时被遗忘但又可以被回忆起来的心理内容，它是介于清醒意识与潜意识之间的一种过渡状态；而潜意识，指的是隐藏在意识和前意识之下的不被人所察觉的庞大的心理内容，它是整个心灵结构的基础、核心与决定性因素。意识就像冰山浮出水平线的一角，而潜意识就是埋藏在水平线下那不知多深多厚的部分。弗洛伊德认为，梦是潜意识欲望的满足。人在清醒状态之中，可以有效地压抑潜意识，但当人进入睡眠状态或放松状态时，有些潜意识就会避开前意识的检查作用，偷偷浮上意识层面，以各种各样的形象表现自己，这就是梦的形成。

梦是潜意识欲望的满足，潜意识比意识能更早、更敏锐知道机体的变化及需要而在梦境中有所表达。现代医学认为，生理性梦为昼日在大脑皮层上留下的痕迹重现，也包括心理的感受或受了外界的刺激，可起到心理平衡、心理疏泄、心理预测等作用；病理性梦的产生则多为内源性，往往来源于体内潜伏性病灶产生的信息。

2. 传统中医是如何看待梦境的

《灵枢·淫邪发梦》曰："正邪从外袭内，而未有定舍，反淫于藏，不得定处，与营卫俱行，而与魂魄飞扬，使人卧不得安而喜梦。"将梦的发生分成了三个阶段：一是梦的前提，即正邪袭内，未有定舍。表明梦的形成需要外界有个刺激因素，这个刺激可以是短暂的也可能是持久的，而且这个刺激因素很弱，不足以破坏睡眠，不能为五脏六腑所吸收而采取

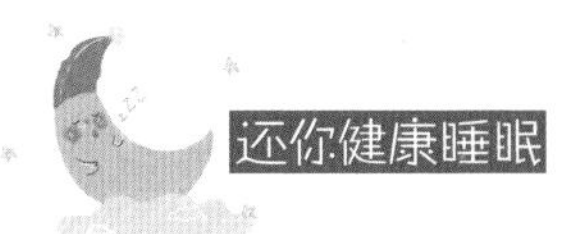

正常反应，即使是人体的心神也无法捕捉到它。二是梦的酝酿，即淫于藏，与营卫俱行。此处“藏”是指深处，如同海洋的底部那最深最暗的地方。淫邪潜藏在深处，悄悄地依附着人体正常的营卫而到处行走，干扰营卫之气的昼夜运行，使得寐寤规律亦受干扰。三是梦的形成，即魂魄飞扬，卧不得安而喜梦。所谓魂魄，《灵枢·本神》说：“故生之来谓之精，两精相搏谓之神，随神往来者谓之魂，并精而出入者谓之魄，所以任物者谓之心……”魂魄是精神之下的本能活动，受心所控制，正常情况下蛰伏于生命活动的深处。魂魄是人的一种本能，对进入人体的刺激，魂魄早于意识而蠢蠢欲动，当人进入睡眠时，在放松的情况下，魂魄不受心控制了，从深处“飞扬”起来，预先做出了反应。如《类经》所言：“魂之为言，如梦寐恍惚、变幻游行之境，皆是也。魄之为用，能动能作，痛痒由之而觉也。”因此魂之所为，使梦扑朔迷离，魄之所行，使梦真实感动。实际上是有意识的心神活动之外的特殊神志活动。

所谓“魂魄飞扬”，可见，中医所讲的魂魄与弗洛伊德所指的潜意识有相通之处。

3. 梦的提示与疾病

通过做梦的背景及患者的整体情况来分析梦，就能辨别病理与生理之梦。如《素问·脉要精微论》讲到“甚饥则梦取，甚饱则梦予”，即人的生理需要及本能欲望，表现在梦中为生理之梦；同样地，人体脏腑组织的病理变化若映在梦境中，属病之梦。《黄帝内经》着重论述了病理之梦及梦证的辨证论治。

《梦的解析》提出，同一个晚上所发生的梦内容都是整体的一部分，这些分开的，同时又是连续着的梦也许含有相同的意义。如《素问·脉要精微论》曰：“是知阴盛则梦涉大水恐惧，阳盛则梦大火燔灼。阴阳俱盛，则梦相杀毁伤。”《灵枢·方胜论衰》云：“是以肺气虚，则使人梦见白物，见人斩血藉藉，得其时则梦见兵战。肾气虚，则使人梦见舟船溺人，得其时则梦伏水中，若有畏恐。肝气虚，则梦见菌香生草，得其时则梦伏树下不敢起。心气虚，则梦救火阳物，得其时则梦燔灼。脾气虚，则梦饮食不足，得其时则梦筑垣盖屋。”《灵枢・淫邪发梦》中提道：“肝气盛，则梦怒 肺气盛，则梦恐惧、哭泣、飞扬；心气盛，则梦善笑恐畏；脾气盛，则梦歌乐、身体重不举；肾气盛，则梦腰脊两解不属。”《黄帝内经》从各种梦境的五行属性来解析梦的形成机制，尽管人类的梦千变万化，但万事万物都有其五行归属，其意义深远久长。

其实很多失眠患者之所以会做稀奇古怪的梦，往往和他白天的心情状态，所遇人、事有关。

我们很多人在打坐练功时有这样的体会，睡前打坐进入到比较好的静息状态，当晚睡觉时往往会出现以前没有做过的奇怪梦境，因为通过练功的松静状态，将你的潜意识紧锁的大门打开了，呈现出一种身体自我调整的状态，也就是“奇怪的梦境”，白天也可以继续进行相关梦境的释放，有助于帮我们调整深层的情绪问题。

因此梦是一种正常的生理状态，梦也是身体健康的晴雨表，梦本身无好坏，你讨厌的只是梦中的情绪，错误的认知归因，误导我们把失眠归咎于做梦上了。

三、“失眠是遗传病吧，太难治了”

遗传病是指由遗传物质发生改变而引起的或者是由致病基因所控制的疾病。遗传病是指完全或部分由遗传因素决定的疾病，常为先天性的，也可后天发病。遗传病完全由遗传因素决定发病，并且出生一定时间后才发病，有时要经过几年、十几年，甚至几十年后才能出现明显症状。有些遗传病需要遗传因素与环境因素共同作用才能发病。遗传病常在一个家族中有多人发病，为家族性的，如原发性高血压、支气管哮喘、冠心病、青少年型糖尿病、类风湿关节炎、精神分裂症、癫痫、先天性心脏病、消

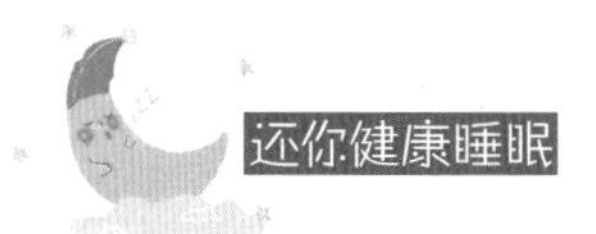

化性溃疡等。然而现代睡眠医学没有明确的证据表明失眠症与遗传有关。那么，为什么在临床中经常有失眠患者描述："我爷爷奶奶，父亲母亲都有失眠，一家子都有问题，是不是遗传？"

对于这个问题让我们先来了解一下暗示：这是指暗示者通过与人交往过程中的语言、手势、表情、行动，使被暗示者被动地接受外界或他人的意见、观念、情绪、态度，从而影响被暗示者的心理状态，使之按照暗示者的意愿进行活动，暗示是人们日常生活中常见的心理现象之一。心理学家巴甫洛夫认为，暗示是人类最简单、最典型的条件反射。从心理机制上讲，它是一种被主观意愿肯定的假设，不一定有根据，但由于主观上已肯定它的存在，心理上便竭力趋向于这项内容。我们所处的生活环境中，暗示无处不在。例如，电视广告对消费者心理的暗示作用。

在临床上，医生也会将心理暗示作为治疗疾病的一种辅助手段，所谓"良言一句三冬暖，恶语伤人六月寒"，语言是一把利器，消极的语言让患者产生疑惑、恐惧等负面情绪，增加治疗的难度，而积极的语言会起到治疗、调节身体的作用，医生会通过语言将积极的暗示传递给患者，提高其治疗的信心和依从性。例如，去医院看病经常会听到医生对患者说"你的检查没什么大问题，放松心情，注意多运动"，"吃完这几服药，你的病就会好"。

外界的语言、行为通过暗示作用到自己身上，但是这中间还有一个重要的步骤，也就是"自我信念"，如果被暗示者对暗示的语言、行为从内心深处是忽视的、不认同的，那么暗示将不起作用，也就是自我信念足够强大时，不容易被外界暗示。很多人经常受到不良环境中的暗示影响，总爱说"我恐怕病得不轻""我很倒霉""我做得不够好"等，这种心中默想的语句，就是自我暗示，也是自我信念不足的表现，长期的负面自我暗示会增加当事人的焦虑、恐惧感，使机体免疫力下降、代谢失调，甚至真的患上疾病或加速疾病的进展。因此，每个人的想法是带有调节身体的作用，学会积极的自我暗示是重要的人生课题。

还有一些失眠患者说：“我只要不待在家里，到外面玩，什么病都没有，一回到家全身都不好了。”这是因为患者长期与家庭成员之间积累的负面情绪，回到家中不良的家庭氛围，就会激发起当事人的不适感，这也是暗示的一种。

很多认为“失眠会遗传”的患者，往往从小就看见或感受到家人被失眠困扰的焦虑状态，到处求医治病的无奈，服用各类安眠药物的痛苦感，这种负面的情绪氛围会通过暗示的作用，深深地印在孩子的幼小心灵中，形成担心、害怕自己得失眠病的心理，以后只要在学习、工作中压力过大，偶然间的一两次失眠，便会激发出积压在身体内部对失眠的恐惧，然后失眠便产生了，这种所谓的“遗传”，并不是基因出了问题，而是情绪感受的“遗传”，当然也可以通过情绪剥离、情绪释放的方法进行调整。

四、“失眠都是环境让人不舒服造成的”

经常有人抱怨道：换个床就睡不着了；只要出差睡酒店就睡不着，更有甚者，将自己的枕头、床单、被子带去酒店。还有很多成年人睡觉要抱着一个娃娃或者其他喜爱之物，一旦失去，会有睡不踏实、睡眠浅的感觉。这些失眠患者潜意识认为是环境不舒服才导致的失眠。

然而，真的是环境造成的失眠吗？如果是，那为什么很多人坐着，或者躺在草坪上、公园的座椅上、公交车上、地铁上都能睡得很香呢？其实睡觉是一个正常的生理现象，身体累了自然就睡了，与环境无关。

那么这些过度依赖身边环境、物品的行为往往与我们内心深处的依恋感有关。我们在幼年时会和父母及其他家庭成员建立起一种依恋关系，依恋关系的建立对于个体安全感的形成有着重要作用。随着年龄的增长，个体逐渐独立，脱离父母，对其依恋感逐渐减少。在这个依恋感减少的

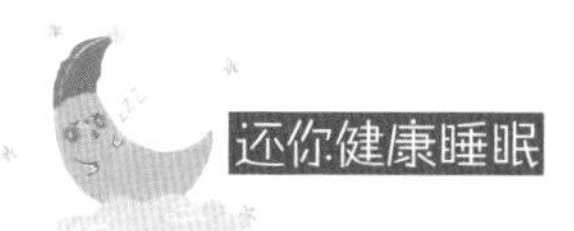

阶段，有一个过渡时期，这一时期个体会把对父母的依恋转移到一些物品上。例如，男孩子会抱着一辆喜爱的玩具车、女孩子会抱着娃娃睡觉，这是心理发展的一个重要阶段。我们之所以会对床或者被子产生依赖，很大一部分原因是心理要素中的某些部分还停留在幼儿时期。长大后，会将小时候对家长的依恋不自觉地转移到睡眠环境和物品上。有些孩子与家长分床时间过晚，到三四岁还和爸爸妈妈睡觉，没有自己的独立空间，这样很容易形成依恋型的人格，依恋型人格是在自立、自信、自主方面发展不成熟，此类患者容易因为环境的改变而影响睡眠，在不借助某样物品时容易失眠；单独一个人时睡眠质量下降；希望通过失眠而得到家人、朋友的关注与照顾，就像小孩子通过生病来寻求家长的安慰一样。

在治疗的过程中，容易依靠某个名医，为他解除痛苦，把自己完全交给医院、医生，但缺乏自主改变的能力和意志力，一旦前期效果不佳则容易对医生产生怀疑，从而放弃治疗；在减去药物时失眠容易反复，在治疗结束离开医院、医生后容易复发。

如果你也有上述情况，可以尝试放松内观，在自省的时候体会到依恋外物，离开它而难受挣扎的感觉，从心底深处摆脱对睡眠环境、物品的依赖时，才会得到自然的睡眠状态。这种不成熟的依恋感是性格当中的一部分，在调整过程中往往伴随着痛苦，但突破自我，破茧成蝶的那一刻，这一切都是值得的。

五、“昨天没睡好，我今天早点上床，好好睡一觉”

这是一种睡眠补偿心理，认为可以通过早点睡来把之前丢失的睡眠补回来，殊不知这样会破坏睡眠生物节律，还会使人更加关注睡眠状态，形成大脑当中的警觉。临床上经常会碰到这类患者，以入睡困难来门诊治疗，问他们“几点上床，几点睡着？”常见的回答是：21 点上床，23 点才睡着，中间躺在床上的这 2 小时干什么呢，看着手机，想着“我怎么还不困？”甚至有些人21点上床就吃下安眠药物，然而并没有真正起到促眠的效果。这里的认知偏差是21点上床的时候，有困意吗？如果一点也没有困意，为什么要上床呢？答案是“睡眠补偿心理”在作祟，从而导致了睡眠节律、习惯出了问题。这类患者不应该只靠吃药来解决睡眠问题，可以把药物放下，先找点爱好、事情来做，等到什么时候真的困了、累了再上床。

睡眠补偿心理，潜在台词是“胆怯”，这种胆怯型人格倾向特点是：对自然事物和人际关系方面存在恐惧感，以及自感能力不足，睡眠则是一种很好的逃避方式，潜意识中不自觉地将应对外界的无能为力感转移到睡眠上，过度关注睡眠，在床上、睡眠中找到一种舒适、安全感。严重者可表现为嗜睡症：白天过度困倦或毫无征兆地入睡，对工作、生活产生极大的影响。

这类“胆怯”性格倾向的人，偶然间的一两次睡不着，或者早醒就会担心自己身体是不是出了大问题，会不会影响第二天的工作，想通过早点上床的行为，来获得心理上的安慰。其实偶然的一两次失眠并不会对身体产生多大影响，人体的自愈能力是非常强的，反而在这种身体并不需要过多的睡眠，但想早点上床的心理驱使下，打破了正常的生物节律，越担心睡不着，大脑越兴奋，就越睡不好。

六、“吃了几片安眠药都不管用”

安眠药物是常见治疗失眠的方式之一，但在实际临床中产生依赖性和药物的耐药性不在少数。

对于被明确诊断为失眠症的患者，不要盲目、随意用药，需经过专业医生指导后，再决定服用哪种安眠药、什么剂量。

一般对于急性事件应激性的失眠，如果症状不严重最好不服用安眠药，可采用中药或非药物调整方法，如冥想放松等，大多数急性失眠，会随着应激事件消失，自动好转。对于慢性失眠，往往伴随着长期的焦虑、抑郁状态，服药建议是必要时从小剂量开始服用。

当患者服用一种安眠药 3 周左右而需要加量才能维持效果，就可能对药物产生了耐药性。此时切不可单纯依靠药物治疗失眠，而要寻找病因，对因治疗。

我们需要对这种长期失眠的病因进行追溯，进行详细的问诊。任何疾病都是一个过程，失眠只是一个结果，很多来就诊的患者和我说："医生，我这个失眠太顽固了，已经几十年了，能治好吗？"《黄帝内经》里有一句话："夫善用针者，取其疾也，犹拔刺也，犹雪污也，犹解结也，犹决闭也。疾虽久，犹可毕也。言不可治者，未得其术也。"虽然此段提到的是针灸，但是类比到失眠也一样，说这个失眠病不能治疗，一般是没有诊断准确，治疗方向或者方法有问题，作为医者要善于找到疾病的病因、症结所在，才能达到"疾虽久，犹可毕也"。对于失眠的症结，往往是首次失眠的痛苦体验，通过心神系统，植入神经系统内部，而后生活中出现的各种不良事件的不断刺激，可加重这种失眠痛苦感，从而形成慢性严重性失眠。

举个例子，在我们进行问诊时，无论年龄多大，患失眠症时间有多长，都会问患者：你第一次失眠是何时？有的朋友回答"我上学时压力大，那个时候经常睡不好"，甚至有人回答"从我记事起，就有过睡不着的经历"。第一次失眠的不良感受会内化到身体内部，形成情绪紧张和肌肉紧绷状态，如果没有获得及时的疏导和放松，就会在身体里埋藏一个"定时炸弹"，在未来工作压力变大或者其他事件的刺激后，便会勾起首次失眠的不良体验，并加速疾病的发展。

对一些重度失眠患者来说，如果服用安眠药物仍然达不到治疗效果，还在为睡眠担惊受怕的时候，可以寻找一个安静的时间，回忆下自己最早失眠的经历和继发的失眠刺激性事件，想出当时的不良感受，通过合

理的方法将不良情绪进行释放，再配合医生的专业指导、科学的减药方法和健康的睡眠习惯，相信会帮助您找到治疗失眠的法宝。

七、“睡觉前该不该吃东西提高睡眠质量”

很多人经常问我，“医生，我该吃点什么对睡觉好呢？”“睡前能不能喝牛奶？”“能不能喝点酒”等问题。

举个例子：牛奶中含有色氨酸，也可以帮助合成褪黑素等改善睡眠的物质。睡前喝一点牛奶可以助眠，但过量的牛奶存留在胃中难以消化，中医讲“胃不和则卧不安”，这反而影响睡眠。在“附录一”中，我为读者朋友附上了推荐的食谱目录，可根据身体实际情况，自行服用。

综上所述，如果把生病和求医治病看成一个“力”相互作用的过程，这必然是一个综合的力，这个合力大致包括：个体心理的力（认知、情绪、意志力、行为习惯、业力），药物、饮食力，医生的治疗力（语言、手法、针刺等），外界环境的力（自然界，家庭、工作、社会环境）。

老百姓经常讲中医治病靠缘分，什么是“缘”可以理解为天时地利人和，也可以简要为“力”。

传统文化中有着“脾主信”之说。信：相信，言行一致的意思，其对立面是“疑”，焦虑、犹豫、疑惑，会影响脾的运化功能。《华严经》讲：“信为道元功德母，长养一切诸善根。”那么相信、信仰的力量可以长养脾的运化功能，缺失了信任，脾的运化功能受到影响，自然药力的作用也会减弱，甚至消失了。所以求医诊病，“信”是第一关。缘分看似是外界不可控的力量，其实更多的是来源于你当时的情绪状态，认知定位。

曾经我为一些患者开具同一调整肝胆气血的代茶饮方，很多人喝了之后，都有改善睡眠的作用，当然也有部分患者没有任何改善。经过详细了解后，没有作用的患者都有睡眠认知、睡眠习惯较为严重的问题，在服用茶饮之前，也服用过各类中西药，效果都不明显，对于这类现象，我将其称为心理力大于药力，这类患者在诊治失眠的过程中，一定要调整对睡眠的不合理认知、行为，同时配合药物，才能从根本上得到治疗。

第四节 自我调整失眠，中医心理有方法

中医学有着几千年的璀璨历史，蕴含着非常丰富的心理学思维与实践经验，如《素问·阴阳应象大论》说："人有五脏化五气，以生喜怒悲忧恐""怒伤肝""喜伤心""思伤脾""忧伤肺""恐伤肾"，又如《素问·宝命全形论》就有"一曰治神，二曰知养身，三曰知毒药为真"的论述，将治神，也就是心理调摄放在了养生的第一位，其次才是调身、服药。所以说，心理健康、情绪稳定是保持身体健康的首要方面。

随着时代的发展及社会经济的进步，大多数老百姓早已从对食物、物质的匮乏转变为对精神生活的追求，在这种大时代背景的情况下，疾病由身体疾病逐渐转向心身疾病、精神心理疾病。据世界卫生组织统计，目前世界范围内预计有超过 3 亿人饱受抑郁症的困扰，据估算，2019 年，中国泛抑郁人数超过 9500 万人。

失眠和精神心理因素关系密切，很多患者失眠的背后有着隐匿性的焦虑、抑郁倾向，失眠本身也是抑郁症的一种表现。

古代医典中的中医心理学理论非常丰富，经过现在很多中医研究人员的整理和深入挖掘，总结出了形神合一论、心主神明论、心神感知论、五脏情志论、阴阳睡梦论等中医心理学理论。

古代中医典籍中也记载了很多有趣的有关情志治疗的案例，但大都是医者在当下经验灵感做出的无法复制的心理调治方法，可操作性不强。

清代《冷庐医话》中，说到一江南书生在京考中状元，因过于高兴而

发狂、大笑不止。一位名医看后对他说："你的病治不好了，不过10天就会死的，赶快回家吧，迟了就来不及了。你回家路过镇江时，一定要找一位何医生再给你看看病。"同时写了一封信，让他面呈那位何医生。书生到了镇江，果然病就好了。医生的信中写有这样的话：这位书生"因喜极而狂，喜则心窍开张，不可复合，非药石之所能治。故以危言惧之以死，令其惊恐忧郁，则心窍闭，到镇江当已愈矣"。这是恐胜喜的一例案例。

元代《儒门事亲》一书中，记载了一位贵妇人，患有严重的失眠，历经两年不愈，诸医无策，当时的名医张子和，让患者的丈夫，"以怒而激之"，整天花很多的钱，只顾买酒喝，自得其乐，而对患者不闻不问，不给她买药治病，结果这位妇人一怒之下，出了一身大汗，当天夜里便感到疲惫不堪而睡得很香，又过了八九天，食欲也好转了。这是一例怒胜思的案例。

每每看到古人这些奇思妙想的案例，无不拍案叫绝，感叹医者心术的高明，但是时代不同了，如今面对紧张的医患关系、复杂的社会医疗环境，这种调节方法恐生弊端，需要医者具有极高的智慧、丰富的临床经验并能灵活处理病情，若如法炮制，处理不好就会惹出医疗纠纷，闹出笑话。所以在适合当下医疗背景的情况下，很多中医界的前辈、先驱者经历了多年的临床实践并结合中西方文化、医学、心理学理论及思维方法总结出了几种可复制性、操作性强、具有明显治疗效果的中医心理学治疗体系和技术。

下面介绍几种笔者比较熟知的、有代表性的治疗体系。

一、中医心理 TIP 睡眠调控技术

（一）什么是"TIP 技术"

TIP 技术全称为低阻抗意念导入疗法，是现代中医心理疗法之一，由

我的研究生导师，中国中医科学院广安门医院汪卫东教授，经过多年的临床经验，总结出的一套适用于中国人的本土心理治疗体系。它是在心理治疗中体现中医整体论与辨证论治思想的同时，建立在低阻抗学说和意念导入学说的基础上，把中国的导引、气功疗法与西方的暗示、催眠疗法进行结合，通过言语和行为的诱导，使患者进入从清醒到睡眠这个过程的中间状态，治疗者根据治疗需要，将由言语和行为信息组成的“思想、理念、观念”（包括古今中外各种心理治疗方法和技术）导入给患者，最终影响患者的记忆和内隐认知并达到某种心理治疗与康复作用的治疗方法。

简单地说，医者用一种类似催眠的方法，在治疗状态下，将患者对睡眠的错误认知、记忆，使其重新在大脑中清理、修改一遍，从而达到治疗失眠的作用。

（二）中医心理 TIP 睡眠调控技术

中医心理 TIP 睡眠调控技术即低阻抗状态下的睡眠调控技术，是一种专门针对睡眠障碍治疗的操作技术，具体操作分为以下 6 个方面。

1. 睡眠外归因剥离技术

在早期的 TIP 睡眠调控技术中，该项技术只有“睡眠 - 情绪剥离技术”一项。随着研究的深入发现，某些失眠常常由于其固有的人格特点引起某种情绪变化，或者常常归因于过去的某些事件或者现实事件。为了改善睡眠症状，临床经验证明，可以采取把人格、事件、情绪或者其他睡眠外因素与睡眠进行短期剥离治疗，睡觉是睡觉，情绪是情绪，很多患者会把现实中的事件、情绪，转移到睡眠这件事情上，混为一谈，通过睡眠 - 情绪剥离技术的使用，让患者知道，有情绪是正常的，和睡觉无关，建立这样的认知，在临床中取得了较好的疗效。不可否认的是，睡眠情绪的剥离是重中之重，也是运用最为广泛的。个体对曾经体验过的情绪、情感、感受所形成的负性情绪记忆对正常睡眠的破坏力是巨大的。

2. 睡眠认知导入技术

睡眠认知导入技术是指在催眠状态或低阻抗状态中，采用“暗示性认知治疗”的原理，针对患者所存在的对睡眠不同认知问题进行分析，纠正患者对睡眠各种症状的错误认知，导入合理的认知，在思想层面用新的理念和行为代替过去不合理的理念和行为，逐步矫正患者失眠问题。例如，很多失眠患者认为“我每天一定要睡够8小时，晚上没睡好，可以睡个懒觉，补充一下”，这是常见的不合理认知，那么可以通过在催眠或低阻抗状态下，由医生导入“每个人的睡眠时间不同，随着年龄的增长，睡眠时间也会生理性递减，不必要求一定睡够8小时”以纠正此不合理认知。

3. 睡眠环境适应技术

很多患者对外界如光线、声音、温度、湿度等外在的睡眠条件刺激过于敏感，对睡眠环境的适应能力很低，从而诱发失眠症状。因此，在催眠或低阻抗状态下，通过人为制造出噪声、光线等刺激性环境，反复进行“刺激惊醒—安静—再入睡”等步骤，增强其对睡眠环境的适应能力，以改善睡眠状态。下面简要介绍其中“睡眠调控技术”的主要操作要点。

（1）常用的“睡眠环境适应诱导语”

你已经进入了气功入静状态，在这种状态中，外面的声音刺激慢慢地离你越来越远，你感到越来越放松，越来越安静，周围的各种干扰慢慢地离你飘然而去。

（2）进入“刺激—惊醒—安静—再入睡”诱导过程。在一般的睡眠状态下，一个较重的声音刺激很快会使人清醒，破坏其睡眠状态，并且难以恢复，对于睡眠质量差或患有失眠症的患者，这种刺激效应尤为明显。但在气功入静状态下，这种情况则很容易改变。反复进行诱导程序，最终使失眠患者完全适应睡眠过程中的环境刺激，降低了对睡眠条件的主

观要求，增强了睡眠适应能力，改善了各种失眠症状。这个过程有以下程序。

预备程序：在低阻抗状态下进入上述第一个程序，即给予“睡眠环境适应诱导语”，让患者早做准备。这个程序可以进行 2~3 次。

刺激程序：在患者进入低阻抗状态，甚至入睡状态后，出其不意地在其耳边或身边给予一个巨大的声音刺激。

惊醒程序：患者在突如其来的巨大刺激中突然惊醒，表现为眼睛突然睁开，甚至出现全身“惊动”状态，有的完全进入清醒状态。

安静程序：在患者清醒时，治疗师站在患者身边，用手掌盖在离患者眼睛上方约 10 厘米的地方，给患者以绝对的安全感，并迅速给予新的诱导。

很好，你现在处在很安全的状态，请你轻轻地合上眼睛，你很快就会再一次放松下来，保持原来的气功入静状态，甚至进入更深的入静状态。你很快就会睡下去的。

再入睡程序：在上述基础上，再一次进行诱导。

你是安全的，你很快又再一次入睡了，而且睡得越来越沉，无论什么干扰都不会影响你的睡眠了。

以上是一个完整的“刺激—惊醒—安静—再入睡”诱导过程，这个过程可以在一次完整的治疗过程中，也可以反复进行多次。

4. 睡眠信心增强技术

睡眠信心是一个全新的睡眠医学概念，2006 年，国外学者发表了睡眠信心量表和昼夜模式的相关内容，提出了“睡眠信心量表”，把睡眠信心研究提到重要的位置。睡眠信心可以理解为中医当中的胆气，长期的睡眠障碍带来的痛苦体验会让患者“谈睡则恐”，不敢上床睡觉，缺乏胆量，影响失眠的治疗效果，增强其睡眠信心，是失眠治疗的重中之重。

程序 1：当患者被诱导进入入静状态过程中，或进入入静状态以后，进行诱导。

其实你的神经系统功能是完全正常的，你看，现在一诱导你就很快进入了放松、安静和宁静的状态，说明你完全有能力排除一切烦恼的事物，安心睡眠。

程序2：在上述“睡眠环境适应技术”的各种程序应用之后进行诱导。

既然在睡眠过程中，经受如此巨大的刺激，你都能够很快入睡，这说明你的神经系统功能已经完全恢复正常了，你完全可以“先睡心，后睡眼”，你上床以后，会很快进入现在这种状态，进而轻松入眠。

程序3：在气功入静状态中，针对那些入静比较好甚至在入静中完全睡眠的患者，可以在诱导入静过程中或结束“收功”前进一步诱导。

很好，你能在这样的环境中入静甚至入睡，你的神经系统功能已经完全恢复正常了，你以后在家中自己的床上入睡时会睡得更好，下一次的治疗会在今天的治疗效果上增加更好的治疗效果。

5. 睡眠体验技术

有研究发现，在人生中痛苦的睡眠体验，如家庭、工作、生活中遭遇巨大的变故、变动，引起的失眠，当时的状态会深深地印刻在你的神经系统内部，形成记忆点，这些负面的体验可能会是慢性、顽固性失眠的祸根之一。

（1）异常睡眠体验分析技术

回忆第一次失眠的过程：让患者认识到第一次失眠或者后来失眠不断加重的过程是早期某些事件、某些刺激、某种过程带来的情绪引起的。

对过去失眠，充分再现当时的痛苦体验，激发患者强烈的治疗欲望；同时建立一个新的人格与新的应对模式，再次处理过去让患者失眠的情绪与事件等。临床上除体验首次失眠以外，还会体验到昨晚的失眠，让患者更加深刻感触失眠之苦，这有利于后期治疗信息的植入。

（2）正常睡眠体验分析技术

在运用（1）的过程中，还可以导入“正常睡眠状态”的体验，即在各种刺激环境中也能够不怕干扰刺激，醒了以后还能够很快再次入睡，体验这种“正常睡眠状态”，不仅可以在患者大脑皮层中留下“正常睡眠状态”的信息，还可以提高其信心，一举两得。

（3）正常睡眠预体验技术

提前体验治疗当晚回到家中正常睡眠过程，构成预治疗大脑皮层信息影响，使患者逐渐明白睡眠相关的原理，懂得之前为什么失眠，以及如何正确应对失眠。患者晚上回家后睡在床上，虽然可能有之前的干扰，但是自己信心十足，方法有力，很快就调整过来了，开始进入一个良性循环。

具体操作：让患者处在某种低阻抗心理状态当中，意念想象当晚合理睡眠的时候，调整好情绪，让自己心情平静下来，再躺到自己的床上去，闭上眼睛，体会在医院治疗过程中那种放松安静的情景，以及无论什么干扰都无所畏惧的信心，然后加以暗示性治疗。

针对早醒与睡眠维持障碍的患者，可以导入“再入睡”的体验。根据患者首次失眠的原因，可以再设计类似事件发生在将来，植入一个更加成熟、自信的应对方式应对处理学习工作生活中的各种事件，就算是处理不好也不再会影响休息，就算偶尔失眠，也不再会像以前那么担心失眠，也不再会过于夸大偶尔失眠的后果等。

6. 减停药物技术

相对于一般失眠的治疗，安眠药减药过程的干预有一定的特殊性。具体运用的技术和治疗流程如下。

（1）减药认知技术

长期服用安眠药的患者除对睡眠存在错误认知外，还对安眠药的作用和减药过程存在错误认知。因此，减药过程中的意念植入性认知治疗在常规使用的同时重点要植入对安眠药及减药过程的错误认知的分析。针对使用迷信药物根治失眠症的患者，减药时先植入药动、药代、耐药性、依赖性等知识。一方面，让患者理解在睡眠上心理作用很可能大于药物作用；另一方面，让患者明白通过长时间服药已产生了耐药性，药物对睡眠的影响也很有限，更多的是一个安慰效应。

（2）减药替代技术

在减药过程中，用其他非安眠药或中药来替代安眠药，或者用中医心理治疗中的意念植入性行为疗法替代。这一步骤可以在导入认知后进行，即在减少药物的同时给患者一个行为替代方法，可能更容易被患者接受。

当然也有部分患者可以直接减药。从药物类别来讲，不同种类的安眠药减药速度也不太一样，具体可以依据卫健委关于《精神药品临床应用指导原则》中安眠药减药的方法来进行。替代本身就是转移患者对药物的依赖性，使患者从对药物的依赖转移到对医生的心理治疗上来，最后通过治疗再转移到丰富的社会生活中去。

（3）减药对症技术

部分患者在减药过程中会有戒断反应，如果患者自知这一现象一般会恐惧这类不适反应。在治疗过程中，必须明确植入中医心理治疗带来的心身反应不等于戒断反应，让患者意识到有些症状是属于治疗过程人格重建时带来的正常反应，这也充分说明是治疗有效的表现之一，那么患者遇到症状时就会更加有耐心，而且不会太焦虑、恐惧。此外，还可以用中药、中成药替代对症治疗。

（4）治疗流程

初次治疗：在初次治疗中主要运用睡眠环境适应技术增强抗干扰能力，运用信心增强技术建立关系，情绪－睡眠剥离技术将最初引起失眠的事件及负性情绪与睡眠剥离，减药认知行为治疗将药物减量，具体可以依据卫健委关于《精神药品临床应用指导原则》中安眠药减药的方法将药量减少 50%。

中间治疗：运用信心增强技术对初次治疗后睡眠的改善进行细化和强化以加强疗效，重点解决初次治疗后出现的问题，可综合运用各种对症处理方法。如果发现患者存在依恋型人格可进行睡眠人格剥离治疗，必要时进行完整的再成长治疗。在初次治疗的基础上继续运用减药认知行为治疗进行减药，药量减少 25%。中间治疗可以进行 1 次或多次，其中的各种方法、技术也可以反复运用，主要由治疗者根据患者的病情及其转归，以及敏感性高低等来灵活掌握。

结束治疗：继续运用减药认知行为治疗进行减药，药量减少 25%，即彻底减药。运用各种预期治疗的方法预防复发。

（5）注意事项

在减药、停药治疗过程中既要了解安眠药可能产生的心理依赖症状，也要掌握不同种类安眠药可能带来的生理依赖严重程度的差别。对于由减药、停药带来生理反应较重的患者可在替代药物的基础上结合 TIP 睡眠调控技术治疗。另外，如果失眠是其他疾病，如抑郁症、焦虑症的一个症状，还要在减药的过程中考虑其他疾病的治疗。

综上所述，中医心理 TIP 睡眠调控技术中的六大技术，以及具体每个技术包含的小技术，在中医心理临床中，由医生在大原则的指导下综合应用，具体治疗内容与形式因人、因病而异，选择相应的技术使用，辨因、辨证、辨人是治疗的关键所在。

（三）附中医心理 TIP 睡眠调控技术案例一则

失恋后在失眠痛苦中煎熬了 6 年。

女性，34 岁，2014 年 2 月开始失眠，包括入睡困难、中途醒来、睡眠浅等症状。

发病前正常睡眠是晚 10：30 上床，10：45 左右睡着，可以睡到第二天早上 9：00 ～ 10：00。自失眠后不久，开始服用阿普唑仑，每天睡前

1片，服药后一个半小时才能入睡。睡到第二天早上7：30起床，自己认为基本没睡着。平时也不午睡。

诱发失眠的直接原因：某天晚上打男朋友手机关机，一晚上没联系上，之后逐渐出现问题。

失眠结构化问卷测评结果说明，患者存在以下睡眠不合理认知。

（1）我一定要准时上床。

（2）没有睡到足够的时间会给我带来困扰。

（3）我睡觉的时候任何干扰都不能有。

（4）我感觉自己就是找不到睡得深的感觉。

（5）我过了固定的时间就睡不着。

（6）因为睡不好，所以我白天减少活动和交流。

（7）睡不着时我会想方设法让自己尽快入睡。

失眠结构化问卷测评还说明其有某种胆怯、依恋与强迫型人格倾向。

1. 案例分析

（1）人格倾向问题：胆怯型、依恋型和强迫型人格倾向是其失眠的人格基础。

（2）睡眠情绪问题：因为其胆怯型与依恋型人格倾向，形成了对男朋友的某种情感依恋，所以当男朋友手机关机而联系不上后，迅速出现焦虑情绪并把这种焦虑情绪转移到睡眠问题上，从而形成了早期失眠。

（3）睡眠认知问题

◎“我一定要准时上床”：上床睡觉并没有严格的时间要求，一般没有精力时就要早点上床休息，有精力时就晚一点上床休息，睡得着就早点上床休息，睡不着可以晚一点上床休息。但患者在失恋的情况下，必然形成一定的焦虑情绪，这种焦虑情绪必然引起失眠，这种失恋后的情绪进而迅速转化为睡眠情绪导致失眠了。所以，这个时间“睡不着觉”恰恰是正常的情绪反应。

◎“没有睡到足够的时间会给我带来困扰”：睡眠时间并不是绝对固定的。睡眠主要是为体力休息和补充而存在，而人类的失眠则大多由于人类的心理对睡眠与休息的过度期待而造成。患者的不合理认知，是因失恋引起焦虑情绪转化为睡眠情绪而形成的，这种不合理认知则进一步加剧了患者负面情绪，从而使失眠持续。

◎“我睡觉的时候任何干扰都不能有”：过度的干扰会影响人们睡眠是毫无疑问的。但一般干扰并不一定影响睡眠，这主要与人们的情绪调控能力有关。当干扰过去，情绪如果很快平静，则不会影响睡眠。如果“我睡觉的时候任何干扰都不能有”，显然是自己担心睡眠问题而害怕干扰，这种过度害怕干扰的情绪则成为其睡眠的主要干扰因素了。

◎“我感觉自己就是找不到睡得深的感觉”：睡眠本来是一种自然的状态，是体力消耗以后的自然补充。如果没有某种情绪干扰，或者某种心理期待过程，则不会影响睡眠过程。但由于这个患者一方面希望自己“睡得快、睡得深”；另一方面找不到想要达到的那种状态，这种心理预期反而成了影响睡眠深度的心理因素。

◎“我过了固定的时间就睡不着”：如前所述，睡眠并没有固定的时间，所谓“没有精力就早点上床休息，有精力时就晚一点上床休息，睡得着就早点上床休息，睡不着可以晚一点上床休息”。过了固定的时间就睡不着，显然跟患者某些强迫型人格倾向有关，过度强调睡眠时间的准确性，一旦睡眠规律被打破，则形成了某种“负面暗示”，让自己的负面情绪迅速膨胀而加重失眠。

◎“因为睡不好，所以我白天减少活动和交流”：按照常理，活动与交流可以使人消耗体力与能量，让人疲倦而容易入睡。但患者显然理解错误，失眠后更加关注睡眠而减少体力消耗，当然会使失眠加重。

◎“睡不着时我会想方设法让自己尽快入睡”：这是一种影响入睡过程的不恰当行为。睡眠是一个自然的生理心理过程，如果自己想各种方法

让自己入睡，则必然破坏睡眠过程的自然形成而导致失眠或者加重失眠。

2. 治疗过程

（1）诱导患者进入气功或者催眠状态，即似醒非醒、似睡非睡的状态，这种状态中患者对外界的刺激反应减少，阻抗降低。

（2）在“放松状态”中回忆其失眠的发生、发展过程，对其进行失恋后的共情治疗，并引导改变当年失恋的情绪问题。

（3）分析领悟治疗：患者由于自身的胆怯型与依恋型人格倾向，同时由于失恋出现了暂时的焦虑情绪。失眠以后，那种焦虑情绪迅速转移到了睡眠上，从而形成了一系列不合理认知，并采取了若干不合理应对方式，加重了失眠。给予患者恰当的分析领悟治疗，同时进行人格倾向与刺激事件和睡眠问题的剥离治疗。

（4）根据以上睡眠认知问题进行睡眠合理认知导入，让患者摆脱各种不合理认知，理性对待睡眠问题。

（5）使用“睡眠体验技术”进行治疗，一方面，让其进行不正常睡眠过程的焦虑情绪体验；另一方面，进行正常睡眠时的平静过程体验，并暗示其今后睡眠过程中会自然进入正常睡眠过程。

（6）根据情况进行减药。

经过 3 次治疗后，患者 6 年失眠迅速治愈，达到正常睡眠状态。

二、移空技术

移空技术是由北京中医药大学刘天君教授首次提出的一种本土化心理疗法，是东方古老的气功疗法与西方现代的心理治疗技术相结合的产物，该疗法首次发表在 2008 年第五届世界心理治疗大会上。移空技术以气功修炼中的观想与入静技术为核心，由治疗师指导来访者充分运用意识的想象功能，先将所需要解决的心理问题或障碍的心身症状象征性物化，例如，胃胀时，可以想象胃胀的感觉像堵在胃里一块石头，感觉出它的

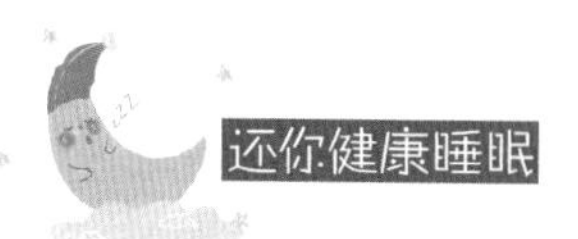

大小、形状等特征，并放入想象中为其量身打造的承载物如箱子、瓶子，而后想象在不同的心理距离上反复移动盛放了象征物的承载物，使象征物在移动的过程中逐渐变化或消失，从而缓解或消除其心身症状。

移空技术包括门诊治疗和家庭作业。门诊治疗的主要目的为解决具体问题，操作流程包括九大步骤，分别为：①简易气功放松训练：三调放松；②确定需要处理的问题；③存想问题的象征物；④存想盛放问题的承载物；⑤画出问题的象征物及承载物；⑥简易气功放松训练：三调放松；⑦将象征物放入承载物；⑧在不同的距离上移动承载物；⑨打开承载物评估疗效。家庭作业的目标是让来访者放弃自我面具及人格成长，以彻底铲除产生心理问题的根源。

移空技术的理论基础立足于气功及中医理论和现代心理学，其操作所应用的思维形式为具象思维。气功中的三调技术（调身、调息、调心）用于移空技术的三调放松训练中；而观想和入静技术的应用则贯穿移空技术的始终；移空技术重在解决来访者由心身疾病、生活事件引起的症状和情绪问题，也可以用来处理各种精神疾病、心理障碍乃至生理疾病引起的症状和情绪问题，移空技术既可以用于心理咨询，也可以用于个人治疗。

移空技术是东西方心理学思想和治疗方法的融合，但根本的落点还是东方的自我修炼。此外，“授人以鱼，不如授人以渔”，移空技术不但是一个治疗技术，也是一个自助技术。来访者学习熟练后，完全可以自行操作，从而做到自己面对问题、解决问题，并可最终达到自我成长的目标。

三、正念疗法

正念疗法作为心理治疗方法中的重要组成部分，为促进当代人的心理健康发挥了重要作用。正念是指个体有目的地把注意力不加评判地保持在当下的体验上，并对当前心理事件进行觉知的一种方法。它的重要原则是个体以一种不评判的思维对目前的事件加以接纳。现如今在对正念疗法的社会心理干预评价中发现，长期的正念训练会促使个体杏仁核、前额叶等结构皮层厚度和灰质密度发生显著变化，从而能够有效调节个体的情绪，促进个体身心健康。不仅如此，正念疗法对抑郁症、长期慢性疼痛、焦虑症、慢性疲劳综合征等疾病都有着统计学意义上的显著改善。以正念为基础的认知治疗更是被认为是现代医学的第三浪潮。

身体扫描练习是正念减压疗法的一种训练方式，要求练习者找到一个放松的姿势躺在床上且闭上眼睛，让自身的注意力从上到下观察到身体的每一块肌肉，并体会身体此时出现的各种感觉。在坐位正念时，也可以让全身放松，保持清醒、闭上眼睛，将注意力集中在呼吸的感觉上。

练习者需要将注意力集中在自己观察的目标上，并提醒自己在每一时刻都能够清醒地意识到所要观察的目标。当遇见相关敏感事件或人，此时情绪、感觉或认知产生，练习者需要用客观的视角来看待自己的情绪、行为反应。当练习者注意到大脑已经开始走神，想到其他无关的事情上时，需要自己用笔简要记录反应带来的情绪感觉，然后注意力继续回到当下。同时练习者要不加批判地（如认为这个想法不好或者特别喜欢某种感受）观察自己的想法和感受，不要被自己的情绪、情感牵着鼻子走。当你一旦观察到这样一个批判性想法出现的时候，练习者可以将这个批判性想法记录下来，告诉自己“我正在出现一个批判性的想法”即可，然后将注意力再返回到当下。正念减压疗法的一个重要结果是让练习者认识到：大多数感觉、思想和情绪都是波动而短暂的，像是大海当中的波浪一样，此起彼伏。

记住，如果你此时大脑当中的情绪处在激烈斗争状态，整个人非常烦躁，首先调整认知，了解情绪的出现是波动的，都会有一个波峰，随着时间的推移，情绪的激烈程度会随之减弱，到达一个波谷，身体处在一个自发的平衡调节之中，但前提是，你要带着不加批判的思维方法去观察这个情绪，如果沉浸在过往的负面情绪体验或者事件中，这种情绪的

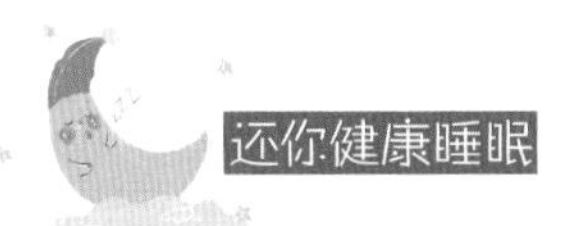

波峰状态会持续不断的影响你。

同样地，将正念减压疗法应用在失眠问题上，你可以进行以下操作：当你躺在床上难以入睡，或者中途醒来，躺在那里烦躁不安、恐惧、担心时，可以将注意力放在你紧张的肌肉上，不加批判地感知身体的紧张及内心的恐慌不安，作为旁观者静静地体会自己的心身变化，只需要告诉自己，我正在醒来，我的身体正在紧张，内心有些烦躁、害怕即可，伴随着这样的练习，当下的负面情绪会慢慢退去，随之而来的是内心的平和，身体累了，自然就睡去了。反复这样练习，可以更好地主动调节自己的心身状态。

四、心平健康学揉球法

心平健康学是王中平老师于 1986 年开始经过三十多年研究与实践创立的，研究心理与身体之间相互作用的规律，并运用这一规律通过心理定向调节祛除疾病，以达到心理和身体同时健康的一门科学。从医学的角度来讲，是研究心理病因、病机和调治的理论和方法。通俗地讲，是研究什么心情得什么病，怎么想才能使疾病得到治愈的理论和方法。

这里所说的病是指人心理和身体的非正常状态和表现，心平健康学的作用就是通过运用规律，进行心理调整和定向心理调节，达到预防和祛除疾病的目的，从而使人们脱离病态和亚健康状态，增强人的脏腑和肢体功能，延缓衰老，摆脱疾病困扰，保持健康状态。心平健康学可以和其他医疗方法相结合，也可以独立应用，而且它的调治效果非常明显。

心平健康学理论体系在构建中不断汲取了传统中医理论、传统保健方法、现代哲学、现代西医学、心理学等学科的精华。

中医理论中有七情致病："喜伤心""怒伤肝""忧（悲）伤肺""思伤脾""恐伤肾""惊伤胆"。"情志之伤，虽五脏各有所属，然求其所由，则无不从心而发"。"由"指的是病的根由，而病根就是"心"。"心"指的是人的心理变化，这就是传统中医所讲的“病由心生”。

现在大家提起病因，自然会想到着凉、受风、病菌、遗传、外伤等；提起治疗，会自然地想到吃药、打针、做手术、针灸、按摩等。有些疾病找不到确切的病因，以致得不到有效的治疗。人们就根据患者的年龄、症状，以及治疗的结果将这些病因不明的疾病归结为更年期、神经官能症、不治之症等。所有这些传统的观念，在人们意识中已经形成了一种固定的程序和概念，并深深地印在人们的脑海里。那么，人为什么会着凉？为什么会感染细菌、病毒？为什么在同样的环境里，有的人会得病，有的人不得病？为什么用了最好的药、最先进的手术技术而病还会反复？追究到底是治标治本的问题。心平健康学就是研究治病要治本、要调心，即研究“病由心解”的一门科学。

心平健康学，通过十几年来对多种病症与心理对应关系的研究与实践，总结出许多疾病与心理的对应规律，建立了一套心理病因、病机、调治的理论和方法。随着心平健康学的不断完善与发展，它将为人们揭示出更多疾病心理成因的奥秘，为提高全民素质开创一个全新的思维方向，为现代医学注入新的活力，为人类的健康和社会的进步做出更大贡献。

现将心平健康学中心平揉球法的简要介绍如下。

具体操作流程：①让自己放松，从头往下放松几遍，睁眼、闭眼皆可，以放松为度；②轻轻将两手掌心相对（20～30厘米），放于腹前，想象两手之间有个球，轻轻地揉动，前后、水平、垂直，逆时针、顺时针揉皆可，揉的速度与方向以心身平静放松为标准；③揉球的速度可快可慢，揉球时间一般在每天30分钟以上，遇到特殊情况也可停止，双掌相合，搓搓手，搓搓脸。应用举例：很多失眠患者伴有对睡眠恐惧、担心的心理状态，从而导致身体肌肉紧张和大脑皮层兴奋，这时你可以体会到恐惧、害怕的感觉，然后放到球里面，放松地揉动，此时身体可能会出现酸麻、胀痛的感觉，或者大脑中出现各类人和事，这些都是正常的现象。

当再次想起睡眠时，恐惧、害怕的感觉减少，身体肌肉的紧张感减轻，证明揉球法起效，可多次重复上述步骤，观察失眠状态是否改善。

综上所述，TIP 睡眠调控技术对失眠的治疗是成体系的，有逻辑性、治疗步骤的，而且相对规范，但需要在专业医生的指导下进行治疗，自己操作困难。

正念疗法、移空技术、心平揉球法也可治疗失眠问题，也对其他心身症状具有一定的治疗效果，治疗方法各成体系，但都离不开气功学中调心的操作，需要达到一定静观的程度，刚开始操作起来较为抽象，前期可由专业人士指导，同时需要患者具有一定的悟性。这 3 种治疗方法的操作方式、内容灵活性较大，熟练以后可自行操作，进行自我成长。

总结了以上疗法后，我来给读者朋友分享本人经常为患者治疗时所教情绪释放的方法，简便易行。

以对失眠的担心，恐惧情绪为例。

（1）放松阶段：选择一个安静、舒适的环境，摘掉眼镜等饰品，让自己全然放松地端坐在座位上，沉肩坠肘，双手平放在腿上，微微闭上眼睛，百会上顶，下颌微收，自然呼吸，将自己的意识回归到身体上，用意念让紧张的身体慢慢放松，排除杂念，与身体的不适共存，此过程可保持 3 ～ 5 分钟即可。

（2）意想阶段：用意念想象自己的身前有一个容器（如箱子、空心球等），容器样式、大小、颜色以大脑中第一时间闪现出来的即可。

（3）释放前的评价阶段：将对睡眠的恐惧，用主观感觉评一个分数，以 10 分作为满分为例，测得 8 分，记住这个分数，说明此恐惧的程度较深。

（4）释放阶段：将恐惧的感觉，慢慢放进这个容器，用旁观者的角度，不加任何批判地观察此容器和容器里面的情绪即可，一般操作时间 5 ～ 10 分钟，时间依据个人敏感性不同而定。

（5）释放后的评价阶段：再用主观感受给恐惧感评一个分数，以 10 分作为满分为例，若测得 8 分以下，证明释放有效，反复操作即可。

以上方法，是我为患者进行针灸治疗身体的同时，解决一部分情绪问题的简易且有效方法，不只针对睡眠问题，当下任何不适情绪皆可释放，可按照以上步骤自行操作，当然如果释放无效，或者患有其他精神类疾病等较为严重的问题，建议尽快去医院寻求专业治疗。

五、传统健身气功调整睡眠的原理

随着社会的进步发展，越来越多的人开始关注自己的身心健康，追求内心生活的宁静。由于国家利好政策的扶持，网络直播、短视频技术的应用，传统文化、中医也逐渐振兴，像八段锦、六字诀、五禽戏、易筋经、站桩等养生功法慢慢被大众接受并参与其中。

关于健身气功的介绍，大家可以参考国家体育总局健身气功管理中心官网“功法知识”中的内容。

中国气功的起源时间，至今未见直接文献资料记载，但一些间接的文献、文物资料佐证气功的萌芽可追溯到上古时代。

气功同其他学科一样，萌发于人类最基本的生产及生活实践。据《吕氏春秋》等古籍记载，早在尧帝时代，洪水连年泛滥，人们长期生活在潮湿阴冷的环境里，许多人患关节凝滞、肢体肿胀等疾病，于是人们“故作舞以宣导之”，以“舞”的运动来使气血流通，舒展筋骨肢体，以通利关节，达到治病养生的目的。这种具有“宣导”作用的“舞”，正是中华气功导引的萌芽。

1975 年，在青海出土的马家窑文化时期彩陶罐上有一彩绘浮塑人像，二目微闭，口形近圆微向前翻，腹部隆起，双手张开放在腹部两旁，两膝微屈，双脚分开略比肩宽。经考证，该文物有 5000 多年的历史，人像正是古人服气吐纳的一种姿势。彩陶罐浮塑人像为男女合成一体，体现了

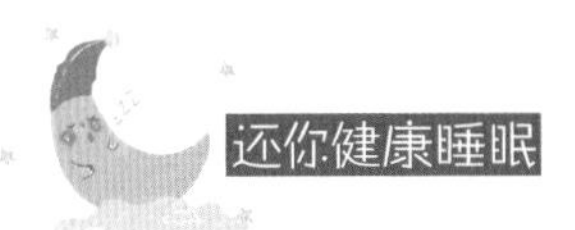

气功阴阳合一的原始思维。在青海发掘的新石器时代彩纹陶盆文物，上面绘有 3 组 15 人的舞蹈情景，也为古代气功某些动作的起源和它的悠久历史提供了佐证。

远观近择、取类比象是古人最基本、最直接认识自然界万事万物的方法，也是天人合一、动静相对、阴阳消长、五行生克等理论的原始来源。通过对自然界日月星辰的运动，天地风云的变化，鸟、兽、鱼、虫飞行和奔竞姿态的不断观察和总结，仿效万物，象形取义，经过反复验证，逐渐摸索总结出内容丰富、形式多样的健身功法。

松静自然贯穿健身气功锻炼的不同阶段和层次，也是防止练功出偏的关键所在。所谓“松”，包括形体的放松和精神的放松。形体的放松主要是指肌肉、肌腱、韧带、关节乃至内脏等都要放松，使相抗衡的肌肉、肌腱处于相对稳定、松弛状态。精神的放松主要是指解除情绪上的紧张、烦躁，使心理处于平和状态。练习健身气功时放松身心，既有利于机体内气血的自然循环，减少机体的负担和能量消耗，降低基础代谢率；还可以降低机体的兴奋程度，减少内、外环境对大脑皮层的干扰，有利于诱导大脑入静。习练健身气功强调放松，但也不能把“松”片面化，以致出现松松垮垮、松懈无力的状态。健身气功中的“松”，应该是松而不懈，紧而不僵，使形体、呼吸、意念轻松、舒适，无紧张之感。生物力学研究表明，适当的应力刺激，将促进细胞和组织的生长，而不合理的（过强或过弱）应力刺激将会导致组织生长的异常或病变。这说明人体各器官、组织的生长及其功能的发挥与器官和组织内部的应力分布有着密切的关系。因此，从生物力学观点来分析，健身气功中的“松”，就是要通过形体（包括内脏）的运动，使人体器官和组织的功能处于最佳状态的应力分布。

练功者要做到松而不懈，关键是“形松意充”，也就是意到形松，形松意充。由于意为气之帅，意充则气充，所以也可以说是形松气充。放松了的形体（组织、器官等）得到气血的充分供养，就能保证其功能得到充分发挥，而本身也会获得良好的生长。当然，形体的放松要以情绪和精神的放松为前提，即古人所说的“意气君来骨肉臣”，这一原则在形体放松上也是同样适用的。那么如何运用意识来帮助形体放松呢？一般分为6步，即头顶放松、胸背放松、腰胯放松、肩肘放松、指掌放松和膝足放松，每一步都有一定的方法，其中腰胯放松是全身形体放松的重中之重。放松的具体方法有很多，这里主要介绍两种放松方法。

（一）发声放松法

练功准备就绪后，张口呼气轻声发“松”字音，继而转为“送”字音，即松字音由阴平（第一声）转为去声（第四声），意念随呼气下降，好似要把身体里的污秽之物都送出去似的，其顺序是头—胸—腹，直至脚。随着气机的下降，身体也就相应放松，而后自然吸气，可反复几次。

（二）意想放松法

练功准备就绪后，闭目凝神，而后把意念集中到头部，命令头顶放松，再想胸背令其放松，然后依次想腰胯、肩肘、掌指、膝足令其放松，最后达到全身放松。这不仅仅是一种放松方法，实际上是以“松”这个意念为拴住心猿意马的桩，在放松形体的同时，使意念活动集中、归一，进而运用意识命令形体放松，松静两臻，把神和形直接结合起来。因此，此法不仅可使身形放松，有时还可以获得意想不到的功效。

所谓“静”，是指练功时思想和情绪要平稳安宁，排除一切杂念。从本质上讲，人体生命活动的每一瞬间都是在不断运动中变化着的，因此练功时的静是相对于动而言的，是通过内向性的意识运用，把没有秩序、散乱的意念活动变成有规律、单一意念活动的过程。有研究表明，练功时人的生理状态不同于清醒状态（其基本特征是大脑皮层处于兴奋状态），

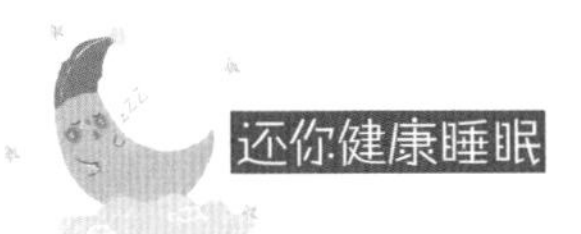

也不同于睡眠状态（其基本特征是大脑皮层处于抑制状态），其基本特征是大脑皮层活动的有序化。这种状态表现为脑电活动的有序化（同一脑区脑电活动频率单一化、主频率脑电活动波幅增强、不同脑区之间尤其是左右半脑之间脑电活动同步、脑电有序结构抗干扰能力提高等）。由此可见，练功时的入静，与脑细胞活动的有序化过程密切相关。

在形体运动的过程中，怎样才能求静呢？主要是把意念集中于动作的姿势，也可以把意念集中于穴位，还可以把意念集中于体会呼吸与肢体动作的配合上。这样就可以使练功者精神内守于自身而不外越，慢慢地静到不用想动作而举手投足都合度的状态。此时练功者已达到形神合一的状态，即进入了内家拳经中所说的“拳无拳，意无意，无意之中是真意”的境地了。当然，入静和放松相辅相成、密不可分。只有精神和肌肉最大限度地放松，才会为精神的宁静创造有利的条件，否则精神或形体的紧张会使人很难入静。反之，当练功者真正达到意识专一而不杂时，形体姿态自然而然就会变得端正而放松。古人所说的“抱神以静，形将自正”就是这个意思。

了解了健身气功的源流、原理、放松方法后，我们就知道了老百姓常讲的“精、气、神”，其实是构成人体的3种要素，其中“神”起着主导作用，所以当主宰的心神出现问题时会影响全身气血的运行。《素问》中提到：“主明则下安，以此养生则寿……主不明则十二官危……以此养生则殃。”《灵枢经》也说：“失神者死，得神者生。”我国历代养生家十分重视神与生命的关系，并把“调神作为养生的第一要事”。那么在健身气功中“调神”也占据着主导地位，选择适合自己的功法学习，把功法当成一个生活乐趣，每日习练，将会提高我们的睡眠质量，缓解心身的紧张状态，对预防疾病的发生、发展有着巨大的调整作用。

第五节　心身问题影响睡眠的案例几则

一、从身体结构看失眠

最近在临床上见到的一位小患者，给我的印象很深，让我再一次加深理解了古人所说的“望而知之谓之神”的含义。望闻问切，望诊是第一位的。

一位上初中的男孩，说是小患者，但长得飞快，现在身高有 187 厘米，比我还高。长得快，看似好，但身体软组织如果跟不上骨骼的发育，很容易出现脊柱侧弯、高低肩、骨盆不正等问题。侧身看他整个身体，重心向前，小患者非常爱打篮球，但困扰他的是，两个大脚趾、脚底处，非常容易磨出泡。

我在观察时发现他有一个很奇怪的点，走路时两条大腿会靠得很近，小腿会分开，有点像 X 形腿，但又不典型，整体走路，总给人别扭不自然的感觉，我问他：你睡觉做梦多吧，经常梦见一些紧张的梦，如考试做不完题、赶着上学等。他惊讶道：“是这样，您怎么知道？”我顺手检查了他的下腹部，压痛明显，这也是容易生闷气、过度思虑、压抑的表现，身体处在敏感、易激惹的状态。

孩子妈妈在旁边也疑惑：“您要不说，我还真不知道自己的孩子还有这些事。”后面通过检查和解释，让母子俩更加了解了孩子的身体和心理模式。

我是怎么看出来这个孩子的失眠？其实也很简单，肝经走行在大腿内侧，又和情志的关系密切，再结合孩子走路的状态，也能大致判断出一二。

以前看西方的肌筋膜理论书籍时，里面提到一个“盔甲理论”，人体的肌肉组织像是冷兵器时代士兵穿的盔甲一样，对人体起到保护作用，强壮的肌肉对入侵者产生很强的威慑力，但从医学、心理学角度看则不然，那些容易焦虑、内心有创伤的患者，观察其身体运动是僵硬、不协调的，同时触诊身体皮肤，肌肉也是板硬、冰冷的，就像蜗牛的触角一样，遇到外界的触碰、伤害，就会立即回缩，这是身体的一种自我保护机制，长期的焦虑、创伤，让我们的肌筋膜系统，持续紧绷，但肌肉在保护身心减少伤害的同时，也会对我们形成严重的束缚，如出现慢性疼痛、感知觉障碍，甚至内分泌、循环等系统疾病。

1. 错误的呼吸模式

我们每个人无时无刻不在呼吸，呼吸是人的生命之根，但你真的会呼吸吗？什么是正确的呼吸方式？临床中经常看到颈肩背常年紧张、酸痛不适的患者，寻求各种按摩调理，依然解决不了问题，这类人很多伴有入睡困难、睡眠浅等问题，同时触诊颈椎根部，其处在异常紧绷的状态，我常和患者说：“你这是在用脖子呼吸啊，气血都浮在上面，颈肩、睡眠肯定越来越差。”常年的焦虑、紧张，首先是心理上的痛苦，其次会在身体结构上体现出来，所谓“有诸内者，必形诸外”。

大家可以对着镜子做个深呼吸，观察是否有抬肩的动作，如果有，证明你呼吸方式发生问题了，很多颈肩僵硬的罪魁祸首就是错误的呼吸模式。

改善的方法就非常简单了，从用脖子呼吸转换为胸腹式呼吸，这样飘在身体上面的气血，自然归于丹田，长期这样练习，会慢慢滋养我们的身体，进而改善肩颈、失眠等问题。这也从侧面说明，练功、站桩为什么能改善失眠了。

2. 弯腰驼背

很多朋友会有这样的问题，站桩时胃胀，不停地打嗝，练了很久也好不了，为什么？

中医有一个词，叫“心下伏梁”，心下是在哪里？大约是在胃、小肠的位置；伏梁是何意？隐藏的、潜伏在体内的横梁，你可以用手在肚脐到胸骨剑突的连线处，仔细寻找，看看有没有像筷子一样粗细的条索，这就是伏梁。疾病轻，这根筷子就偏细，疾病重，则偏粗。从经筋的理论解释："手少阴之筋……结于胸中……下系于脐……心承伏梁。"这根筷子把胃肠、心脏、胸腔紧密联系在一起。胃肠系统的疾病、心脏病、失眠，甚至颈椎病都会因它而起。

"胃不和则卧不安"，这句话大家常听，浅层的理解是吃撑了、饿着了，就会睡不着觉，深入理解是胃部长期处于紧张状态，导致胃的清气该升不升，浊气该降不降，处于阴阳失调的状态，进而导致睡眠问题。

这一类人有一个常见的体态：头前倾，弯腰驼背，胸部下垂。

为什么会形成这样的状态呢？长期久坐，低头玩手机，缺乏锻炼，当然是一大因素，但更重要的是来自情绪状态，脾主思，胃主受纳，过度思虑，不接纳眼前的现实，压力过大，期待过高，付出过多，但仍得不到回报，这时会出现冤枉、委屈、后悔、压抑等状态，随着不良情绪的积累，心下伏梁和弯腰驼背的体态便形成了。

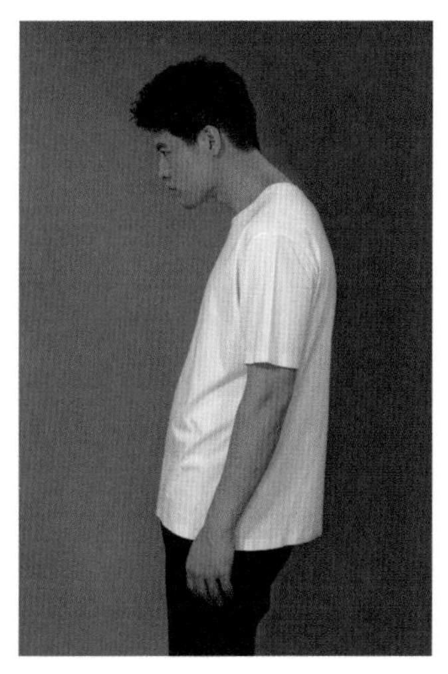

不良体态。

站桩时强调身体中正安舒，不偏不倚，要刻意将你的身体摆正，当心下的“筷子”被拉长放松后，常常会出现打嗝、胃胀满等排病反应，只要静静地放松体会身体会有让你惊喜的反馈。

二、大多数失眠者的背后都隐藏着一个未被解开的情结

近日一位30多岁的女性患者因入睡困难来找我治疗，聊了几句后，知道她和男朋友因为一些现实问题而分手，情绪很低落，现在用药物控制情绪，但睡觉前依然忍不住想这些事儿，虽然有很要好的朋友，也憋着，没和任何人倾诉自己的心声，一想到这个事情，难受的感觉就能持续好久，觉得自己可能永远也碰不到这么契合的灵魂伴侣了，以前的几段恋爱都没有这次的好，怕再也遇不到了。

这位患者能够敞开心扉地谈及自己的事情，非常有助于我来治疗她的失眠问题。

下面以患者口述的形式，简单地总结了她的认知状态和处理问题的应对方式。

（1）和别人说都是白费口舌，帮不到自己，也怕麻烦别人。

（2）自己经常看心理书、心灵鸡汤等，别人说的我也很难听进去，很难改。

（3）自己是摩羯座，伴侣是处女座，一对隐忍的星座，遇到现实问题就会冷战。

（4）自己不敢，且难以解决自己和身边人发生的冲突。

（5）怕声音吵闹，怕和别人吵架，认为吵架不好。

（6）从小爸妈经常当着自己的面吵架，现在还能清楚地回忆起来，从小胆子也不大。

患者双手的脉象都很沉细，舌头淡黯，整个人看起来没有精神，反应略迟钝。

从传统中医的角度来看，她应属于气虚血瘀证。其实所谓的虚应该是瘀导致的，而瘀应该是其性格特征，以及情绪和处理问题的应对模式导致的，如隐忍、恐惧、胆怯等。

她这样的失眠不是第一次了，我深知，如果现在不纠正她对睡眠的认知，提升对自己性格的理解，改善处理问题的方式，那么在未来的几年、十几年，运气好点儿，再碰到所谓的“灵魂伴侣”，结婚、生子，但遇到类似的现实问题，隐忍的性格还会继续困扰她，失眠和身体的其他问题会更加严重。

从父母经常吵架可以看出来，紧张的原生家庭，已经带给这位患者很深的负面体验，为了逃避痛苦，本能地去寻找所谓的完美关系，也就是灵魂伴侣，在关系上有着追求完美的特性，这种特性也非常容易转移到睡眠上，而恰恰睡眠怕的就是追求完美。

一般人刚一开始可能只是一两天睡不着，但是当有了不良的睡眠体验及负面情绪的干扰，这种不舒服的记忆会深深地刻在脑海里，影响深远。

曾经有一个让我印象很深的案例，一位 60 多岁的阿姨，不间断地失眠，时好时坏，治疗时偷偷跟我说，自己曾经在大学期间暗恋过一个男生，久久不能忘怀，说到这时还面露羞涩，但一直不敢和自己老伴说，怕他生气，只能自己忍着，这件事一直影响着自己的睡眠，就这样生活了几十年。看似很小的事情，其实对人的身心影响很大。她的这种想法也是让人哭笑不得，明明经历了生活中的风风雨雨，扛住了各种磨难，本应该更加成熟，但总有几个软肋梗在心中，像个长不大的小孩，幼稚、可爱。

这样的例子不胜枚举，临床上丰富的案例告诉我们，失眠和每个人的心理、情绪密切相关，用不着惊天动地的大事，身边看似不起眼的小事，就能拨动你的心弦，长时间想不开，气血便瘀滞了。

《黄帝内经》讲道：“今夫五脏之有疾也，譬犹刺也，犹污也，犹结也，犹闭也。刺虽久犹可拔也，污虽久犹可雪也，结虽久犹可解也，闭虽久犹可决也。或言久疾之不可取者，非其说也。”

失眠问题看似复杂，缠绵难愈，其实能够找到背后存在的“结”，随缘解开，认清自身的问题，也不难解决。

三、被逃避的问题早晚都会浮出水面

有位患者是年近 50 岁的女性，在我门诊治疗左侧肩背的问题，若干次后明显改善，但是近两次治疗卡在了失眠上，效果不佳。经过仔细地问诊，她回答道：“每天 21 点多睡，到 2 点多就睡不着了，一直精神着，脑袋里各种乱七八糟的事情，总是做一些让人害怕的梦，白天做下八段锦，溜达溜达，一会儿就累了，也没什么别的爱好。”听到“害怕的梦”，我的第一反应，她的失眠是不是和逝去的亲人、朋友或者疾病有关系。

不出所料，还在她年轻的时候，因为搬家，新址以前是一片坟地，但因为种种缘故还是搬了进去，结果父亲在毫无征兆的情况下突发脑出血过世，母亲也在 3 年后去世。双亲以这样的方式相继离去，她的内心状态可想而知。在我面前回忆起这些年轻时候的事情，她情绪波动非常大，忍不住哽咽，虽然已经过去很长时间了，但压抑很久的情绪，一直没有得到彻底的释放。她哭着跟我说，自从那件事出现后，碰到小狗叫都会被吓得一激灵，一睡不好，心里就会“扑腾”，感到憋闷难受。找丈夫倾诉也被轻描淡写地转移话题，后来她干脆连说都不说了，自己搁那憋着，觉得没人理解她，现在只要一躺床上就会胡思乱想。这位患者多年的压抑、委屈、恐惧，经过我的引导这次能够释放出来也是一次机遇，后面教了她一些情绪释放的方法，自行调节。

这个案例涉及心身医学内容，情绪、心理问题产生了躯体上的症状，不单纯是失眠问题。

我们来看她这一系列的连锁反应：首先，双亲的亡故引发心理防线的

崩塌，此时没有得到及时有效的帮助，第一次被压抑住，出现睡前、做梦时脑海里都是亲人的身影，伴有心慌、易惊的症状；其次，爱人的不理解，将其负面情绪再一次压抑住，恶性循环。

人们本能会远离让自己不舒服的人或事，负面情绪也一样，身体会保护自己不去触碰那些伤疤，但是长期的压抑，也会让这些无处安放的负能量，不自觉地转移到睡眠、身体症状上，让人有一种错觉，我只要睡好了，别的问题都好了或者陷入和身体症状长期搏斗，但始终反复的怪圈。

其实被逃避的问题，早晚都会浮出水面。

想想看，如果从源头解决，在出现心理失衡的那一刻，得到医生或者朋友的支持，让自己的心情平稳和谐，还会有后面的连锁反应吗？

中医典籍《黄帝内经·素问·移精变气论》记载“黄帝曰：余闻古之治病，唯其移精变气，可祝由而已。”通过医者追根溯源找到疾病发生的源头，通过调整心身的各种技术来达到平衡患者精神心理和身体气血的作用。

附录一　食品推荐

1. 香蕉

香蕉除可以平稳血清素和褪黑素外，还含有令肌肉松弛的镁元素。

2. 菊花茶

菊花茶具有使身心平静的效果，可以放松神经或身体，是完美的天然对抗失眠的茶饮。

3. 温牛奶

温牛奶含有一些色氨酸（令身体安静的一种物质）和钙，钙元素有利于大脑充分利用色氨酸。

4. 蜂蜜

温牛奶或茶中放入少量蜂蜜，能促使大脑停止产生进食素，进食素是一种与保持头脑清醒有关的神经传递素。中医认为蜂蜜具有补中益气、安五脏、和百药之效，对失眠患者疗效显著，每晚睡前取蜂蜜 50 克，用温开水冲服。

5. 土豆

土豆能清除身体内部对诱发睡眠的色氨酸起干扰作用的酸。想要达到这种效果，只要将烤土豆捣碎后掺入温牛奶中食用即可。

6. 燕麦片

燕麦片能诱使产生褪黑素，一小碗就能起到促进睡眠的效果，如果适量咀嚼燕麦片，效果会更佳。

7. 杏仁

杏仁既含有色氨酸，又含有适量的肌肉松弛剂——镁。

8. 亚麻籽

在睡觉前喝的燕麦粥中撒入两大汤匙有益健康的亚麻籽，它富含 ω-3

脂肪酸，能起到一定的助眠效果。

9. 全麦面包

在饮菊花茶和喝蜂蜜水时吃上一块全麦面包有助于促进胰岛素的分泌，胰岛素在大脑中转变成血清素，有助于色氨酸对大脑产生影响，促进睡眠。

10. 火鸡

火鸡富含丰富的色氨酸，下午茶时在全麦面包上放上一片或两片火鸡肉，将会在夜间获得由食物诱发的好睡眠。

11. 葵花子

葵花子富含亚油酸、多种氨基酸和维生素，能调节脑细胞的正常代谢，提高神经中枢调节作用。每晚吃一把瓜子，也可起到安眠作用。

12. 花生酱

夜里失眠时，吃两汤匙花生酱，可以安然入睡，这是因为花生酱中含有一种色氨酸，可助人入睡。

13. 食醋

在一杯冷开水中倒入一汤匙食醋，临睡前喝下，不仅能催人入睡，而且可以使人睡得很香。

附录二　药膳食谱

1. 酸枣仁粥

酸枣仁 50 克捣碎，水煎取浓汁，用粳米 100 克煮粥，待米熟时加入酸枣仁汁同时煮，粥淡食，加糖食亦可，每日晚餐趁温食用。酸枣仁，味甘、酸，性平，能滋养心脾，补益肝胆。它不仅能抑制中枢神经系统，有镇静的作用，还有助于缓解睡眠时的烦扰，对失眠多梦疗效甚好，无论是刚开始失眠，还是失眠了很多年，都可以食用。

2. 莲子糯米粥

莲子心（去肉）100 克，芡实 100 克，加适量糯米煮粥，煮粥时，再加一巴掌大的荷叶盖在水上，粥好后即可食用。适合平时脾胃虚弱、睡眠不安的患者。

3. 莲子龙眼粥

莲子肉 30 克，龙眼肉 30 克，百合 20 克，山药 20 克，大枣 6 枚（去核），粳米 30 克，煮粥服，每日 2 次。常服有养心安神的功效。

4. 莲子茶

莲子心 2 克，生甘草 3 克，开水冲泡代茶饮，每日数次。莲子心能清心安神，降低血压；甘草甘平，能清火解毒，又可矫味，有清心、安神、降压之效。此茶对高血压伴有失眠者有效。

5. 绞股蓝茶

绞股蓝茎叶 2 克，白糖适量，开水冲泡当茶饮用，每日数次。可以治疗顽固性失眠。

6. 糖水百合汤

生百合 100 克，加水 500 毫升，文火煎煮，熟后加糖适量，分 2 次服食。适合因病后余热不净，体虚未复的虚烦失眠，对伴有结核病史的失眠患者，效果比较好。此外，正常人喝了糖水百合汤后，身体内会生成大量的血清素，使大脑皮层受到抑制而起到安眠的作用。

7. 甘麦大枣汤

小麦 60 克，大枣 14 枚，甘草 20 克，先将小麦、大枣淘洗浸泡，如甘草同煎，待麦、枣熟后，去甘草、小麦，吃枣喝汤，每日 1 ～ 2 次。适用于虚烦躁扰的失眠人群。

8. 杞枣酒

枸杞子 45 克，酸枣仁 30 克，五味子 25 克，香橼 20 克，何首乌 18 克，大枣 15 克。加白酒 1000 毫升，共浸酒一周后滤出备用。每晚睡前服 20 ～ 30 毫升，用于失眠伴有腰膝酸软、五心烦热者，对于肝肾阴虚、入睡迟者效佳。

9. 静心汤

龙眼肉、川丹参各 10 克，以两碗水煎成半碗，睡前 30 分钟服用。可达镇静的效果，尤其对心血虚衰的失眠者，功效较佳。

10. 安神汤

将生百合 15 克蒸熟，加入一个蛋黄，以 200 毫升水搅匀，加入少许冰糖，煮沸后再以 50 毫升的水搅匀，于睡前一小时饮用，有清心、安神、镇静的作用。

11. 养心粥

取党参 35 克，去子红枣 10 枚，麦冬、茯神各 10 克，以 2000 毫升的水煎成 500 毫升，去渣后，与洗净的米和水共煮，米熟后加入红糖服用。可达养气血、安神的功效，对于心悸（心跳加快）、健忘、失眠、多梦者有明显改善作用。

12. 百合绿豆乳

取百合、绿豆各 25 克，冰糖少量，煮熟后，服用时加些牛奶，对于夏天睡不着的人，有清心、除烦、镇静之效，牛奶含色氨酸能于脑部转

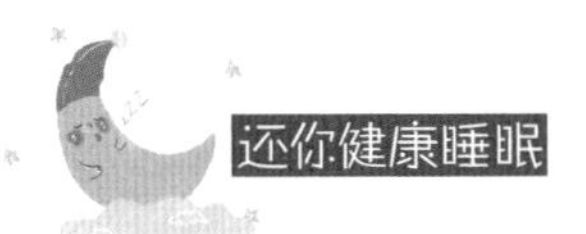

成血清素而促进睡眠。

13. 小米粥

晚餐时食用可助眠。小米中色氨酸和淀粉的含量都很高，食后可促进胰岛素的分泌，增加进入脑内色氨酸的数量，能起到助眠作用。

14. 牛乳粥

粳米 60 克煮成粥。粥熟后加入 220 毫升牛奶再煮，晚餐食用可助眠。牛奶中含有一种使人产生疲倦感觉的物质，它是人体不可或缺氨基酸中的一种。失眠症患者在临睡前喝一杯热牛奶，便可收到催人入睡的效果。

15. 核桃粥

取粳米、核桃仁、黑芝麻，慢火煨成稀粥食用，可用白糖调食，睡眠前食用。能治疗神经衰弱、健忘、失眠、多梦。

16. 红枣膏

对气血虚弱引起的多梦、失眠、精神恍惚等有显著疗效。取红枣去核，加水煮烂，加冰糖、阿胶文火煨成膏，睡前食 1 ～ 2 调羹。

附录三　常用失眠相关自测量表

表 1　匹兹堡睡眠质量指数

匹兹堡睡眠质量指数（pittsburgh sleep quality index，PSQI），由美国匹兹堡大学精神科医生 Buysse 等编制，可以评估一般人最近 1 个月的睡眠质量，也可以用于临床患者睡眠质量的综合评估。测评时长：5 ～ 10 分钟。

一、量表内容

下面一些问题是关于您最近 1 个月的睡眠情况，请选择填写最符合您近 1 个月实际情况的答案。请回答下列问题：

1. 近 1 个月，晚上上床睡觉通常（　　）点钟。

2. 近 1 个月，从上床到入睡通常需要（　　）分钟。

3. 近 1 个月，通常早上（　　）点起床。

4. 近 1 个月，每夜通常实际睡眠（　　）小时（不等于卧床时间）。

对下列问题请选择 1 个最适合您的答案：

5. 近 1 个月，因下列情况影响睡眠而烦恼：

情景	（1）无	（2）＜ 1 次 / 周	（3）1 ～ 2 次 / 周	（4）≥ 3 次 / 周
a. 入睡困难（30 分钟内不能入睡）				
b. 夜间易醒或早醒				
c. 夜间去厕所				
d. 呼吸不畅				

续表

情景	（1）无	（2）＜1 次 / 周	（3）1～2 次 / 周	（4）≥3 次 / 周
e. 咳嗽或鼾声高				
f. 感觉冷				
g. 感觉热				
h. 做噩梦				
i. 疼痛不适				
j. 其他影响睡眠的事情				

如有，请说明：

6. 近 1 个月，总的来说，您认为自己的睡眠质量：

（1）很好　　（2）较好　　（3）较差　　（4）很差

7. 近 1 个月，您用药物催眠的情况：

（1）无　（2）＜1 次 / 周　（3）1～2 次 / 周　（4）≥3 次 / 周

8. 近 1 个月，您常感到困倦吗：

（1）无　（2）＜1 次 / 周　（3）1～2 次 / 周　（4）≥3 次 / 周

9. 近 1 个月，您做事情的精力不足吗：

（1）没有　　（2）偶尔有　　（3）有时有　　（4）经常有

最终结果：睡眠质量得分（　），入睡时间得分（　），睡眠时间得分（　），睡眠效率得分（　），睡眠障碍得分（　），催眠药物得分（　），日间功能障碍得分（　）；PSQI 总分（　）。

二、使用说明

PSQI 由 19 个自评和 5 个他评条目构成，其中，第 19 个自评条目和 5 个他评条目不参与计分，在此仅介绍参与计分的 18 个自评条目。18 个条目组成 7 个成分，每个成分按 0 ～ 3 等级计分，累积各成分得分为 PSQI 总分，总分范围为 0 ～ 21，得分越高，表示睡眠质量越差。

1. 各成分含义及计分方法

（1）睡眠质量：根据条目 6 的应答计分较好计 1 分，较差计 2 分，很差计 3 分。

（2）入睡时间

条目 2 的计分：≤ 15 分，计 0 分；16 ～ 30 分，计 1 分；31 ～ 60 分，计 2 分；≥ 60 分，计 3 分。

条目 5a 的计分：无，计 0 分；＜ 1 次 / 周，计 1 分；1 ～ 2 次 / 周，计 2 分；≥ 3 次 / 周，计 3 分。

累加条目 2 和 5a 的计分：若累加分为 0 分，计 0 分；1 ～ 2 分，计 1 分；3 ～ 4 分，计 2 分；5 ～ 6 分，计 3 分。

（3）睡眠时间：根据条目 4 的应答计分，＞ 7 小时，计 0 分；6 ～ 7 小时，计 1 分；5 ～ 6 小时，计 2 分；＜ 5 小时，计 3 分。

（4）睡眠效率

床上时间 = 条目 3（起床时间）—条目 1（上床时间）。

睡眠效率 = 条目 4（睡眠时间）/ 床上时间 ×100%。

成分 D 计分位：睡眠效率＞ 85%，计 0 分；75% ～ 84%，计 1 分；65% ～ 74%；计 2 分；＜ 65%，计 3 分。

（5）睡眠障碍：根据条目 5b 至 5j 的计分。无，计 0 分；＜ 1 次 / 周，计 1 分；1 ～ 2 周 / 次，计 2 分；≥ 3 次 / 周，计 3 分。

累加条目 5b 至 5j 的计分，若累加分为 0，则成分 E 计 0 分；1 ～ 9 分，计 1 分，10 ～ 18 分，计 2 分，19 ～ 27 分，计 3 分。

（6）催眠药物：根据条目 7 的应答计分。无，计 0 分；＜ 1 次 / 周，计 1 分；1 ～ 2 次 / 周，计 2 分；≥ 3 次 / 周，计 3 分。

（7）日间功能障碍

根据条目7的应答计分。无，计0分；＜1次/周，计1分；1～2次/周，计2分；≥3次/周，计3分。

根据条目7的应答计分。没有，计0分；偶尔有，计1分；有时有，计2分；经常有，计3分。

累加条目8和9的得分。若累加分为0，则成分G计0分；1～2分计1分；3～4分，计2分；5～6分，计3分。

PSQI总分＝成分A＋成分B＋成分C＋成分D＋成分E＋成分F＋成分G。

2. 评价等级

0～5分，提示睡眠质量很好；6～10分，提示睡眠质量还行；11～15分，提示睡眠质量一般；16～21分，提示睡眠质量很差。

表2　失眠严重程度指数量表

失眠严重程度指数量表（insomnia severity index,ISI），由加拿大的查尔斯·莫兰教授等人编制，用于评估失眠的严重程度及失眠对身体健康、日常功能、生活质量的影响程度。该量表有3个版本，下面介绍的是患者版本，用于评估被调查对象前2周失眠情况。

1. 描述你当前（或最近2周）入睡困难的严重程度：

无（0）　轻度（1）　中度（2）　重度（3）　极重度（4）

2. 描述你当前（或最近2周）维持睡眠所产生困难的严重程度：

无（0）　轻度（1）　中度（2）　重度（3）　极重度（4）

3. 描述你当前（或最近2周）早醒的严重程度：

无（0） 轻度（1） 中度（2） 重度（3） 极重度（4）

4. 对你当前睡眠模式的满意度：

很满意（0） 满意（1） 一般（2） 不满意（3） 很不满意（4）

5. 你认为你的睡眠问题在多大程度上干扰了日间功能（如导致日间疲劳、影响处理工作和日常事务的能力、注意力、记忆力、情绪等）：

没有干扰（0） 轻微（1） 有些（2） 较多（3） 很多干扰（4）

6. 与其他人相比，你的失眠问题对生活质量有多大程度的影响或损害：

没有（0） 一点（1） 有些（2） 较多（3） 很多（4）

7. 你对自己当前的睡眠问题有多大程度的焦虑和痛苦：

没有（0） 一点（1） 有些（2） 较多（3） 很多（4）

计分方法：量表总分等于每个问题得分的总和。0 ～ 7 分 无显著失眠；8 ～ 14 分 轻度失眠；15 ～ 21 分 中度失眠；22 ～ 28 分 重度失眠。

表 3 Epworth 嗜睡量表

Epworth 嗜睡量表（the epworth sleeping scale，ESS），又称 Epworth 日间多睡量表，由澳大利亚墨尔本 Epworth 医院设计，用来评定白天过度瞌睡状态。测评时长约 3 分钟。

一、量表内容

最近几个月的日常生活中，在下列情况，您打瞌睡（不仅仅是感到疲倦）的可能性如何？请您根据实际情况进行打“√”选择。

序号	测试题目	从不	很少	有时	经常
1	坐着阅读书刊时				
2	看电视时				
3	在沉闷公共场所坐着不动时（如剧场、开会）				
4	连续乘坐汽车 1 小时无间断				
5	条件允许情况下，下午躺下休息时				
6	坐着与人谈话时				
7	未饮酒午餐后安静地坐着				
8	遇到堵车，在停车的几分钟里				

二、使用说明

1. Epworth 嗜睡量表共分 8 项，每项分为“从不、很少、有时、经常”，测试者根据最近一段时间的日常生活情况填写最为合适的选项，分别对应“0、1、2、3 分”。分值越高，提示瞌睡倾向越明显。

2. 总分为 8 项分数之和，最低分为 0 分，最高分为 24 分。总分在 6 ～ 11 分（含 11 分），提示瞌睡；总分在 11 ～ 16 分（含 16 分），表示过度瞌睡；总分＞ 16 分，表明有危险性的瞌睡。

表 4　疲劳严重度量表

疲劳严重度量表（fatigue severity scale，FSS）是广为人知、应用最广泛的量表之一，由 9 个条目组成，7 个分值点评价，自 1 分至 7 分为非常不同意逐渐过渡为非常同意。此量表曾应用于多发性硬化、帕金森病、慢性疲劳综合征及脑外伤等多种疾患，目前国外多用其评价脑卒中患者的疲劳水平。

一、量表内容

在过去的 1 周的时间，我发现：	不同意				同意		
1. 当我感到疲劳时，我就什么事都不想做了	1	2	3	4	5	6	7
2. 锻炼让我感到疲劳	1	2	3	4	5	6	7
3. 我很易疲	1	2	3	4	5	6	7
4. 疲劳影响我的体能	1	2	3	4	5	6	7
5. 疲劳带来频繁的不适	1	2	3	4	5	6	7
6. 疲劳使我不能保持体能	1	2	3	4	5	6	7
7. 疲劳影响我从事某些工作	1	2	3	4	5	6	7
8. 疲劳是最影响我活动能力的症状之一	1	2	3	4	5	6	7
9. 疲劳影响了我的工作、家庭、社会活动	1	2	3	4	5	6	7
	1	2	3	4	5	6	7

二、使用说明

上述回答中 1、2、3、4、5、6、7 分别代表每个条目分数，然后把 9 个条目所得分数相加即为总得分。总得分低于 36 分，说明您或许不会感受到疲劳；总得分为 36 分或者高于 36 分，表明您可能需要医生做进一步的评估。

表 5　Beck 抑郁量表（21 项）

Beck 抑郁量表（beck depression inventory，BDI）最早版本为 21 项，

Beck 于 1974 年推出了近 13 项的新版本。Beck 抑郁量表是国际上测量抑郁程度所广泛使用的问卷之一。适用于可能有抑郁倾向的个体，主要用于了解自己是否存在抑郁倾向及抑郁程度。测评时长为 5 ～ 10 分钟。

一、量表内容

这个问卷由许多组项目组成，请您仔细看每组的项目，然后在每组内选择最适合您现在情况（最近 1 周，包括今天）的一项描述，并将那个数字圈出。请先读完一组内的各项叙述，然后选择。

A	B
0. 我不感到忧愁 1. 我感到忧愁 2. 我整天都感到忧愁。且不能改变这种情绪 3. 我非常忧伤或不愉快。以致我不能忍受	0. 对于将来我不感到悲观 1. 我对将来感到悲观 2. 我感到没有什么可指望的 3. 我感到将来无望，事事都不能变好
C	D
0. 我不像一个失败者 1. 我觉得我比一般人失败的次数多些 2. 当我回首过去我看到的是许多失败 3. 我感到我是一个彻底失败了的人	0. 我对事物像往常一样满意 1. 我对事物不像往常一样满意 2. 我不再对任何事物感到真正的满意 3. 我对每件事都不满意或讨厌
E	F
0. 我没有特别感到内疚 1. 在相当一部分时间内我感到内疚 2. 在部分时间里我感到内疚 3. 我时刻感到内疚	0. 我没有感到正在受惩罚 1. 我感到我可能受惩罚 2. 我预感会受惩罚 3. 我感到我正在受惩罚
G	H
0. 我感到我并不他人失望 1. 我对自己失望 2. 我讨厌自己 3. 我痛恨自己	0. 我感觉我并不比别人差 1. 我对自己的缺点和错误常自我反省 2. 我经常责备自己的过失 3. 每次发生糟糕的事我都责备自己

续表

I	J
0. 我没有任何自杀的想法 1. 我有自杀的念头但不会真去自杀 2. 我很想自杀 3. 如果我有机会我就会自杀	0. 我并不比以往爱哭 1. 我现在比以前爱哭 2. 现在我经常哭 3. 我以往能哭，但现在即使我想哭也哭不出来
K	L
0. 我并不比以往容易激惹 1. 我比以往容易激惹或容易生气 2. 我现在经常容易发火 3. 以往能激惹我的那些事情现在则完全不能激惹我了	0. 我对他人的兴趣没有减少 1. 我对他人的兴趣比以往减少了 2. 我对他人丧失了大部分兴趣 3. 我对他人现在毫无兴趣
M	N
0. 我与以往一样能作决定 1. 我现在作决定没有以前果断 2. 我现在作决定比以前困难得多 3. 我现在完全不能作决定	0. 我觉得自己看上去和以前差不多 1. 我担心我看上去老了或没有以前好看了 2. 我觉得我的外貌变得不好看了，而且是永久性的改变 3. 我认为我看上去很丑了
O	P
0. 我能像以往一样工作 1. 我要经过一番特别努力才能开始做事 2. 我做任何事都必须做很大的努力，强迫自己去做 3. 我完全不能工作	0. 我睡眠像以往一样好 1. 我睡眠没有以往那样好 2. 我比往常早醒 1–2 小时，再入睡有困难 3. 我比往常早醒几个小时，且不能再入睡
Q	R
0. 我现在并不比以往感到容易疲劳 1. 我现在比以往容易疲劳 2. 我做任何事都容易疲劳 3. 我太疲劳了，以致我不能做任何事情	0. 我的食欲与以前一样好 1. 我现在食欲没有往常那样好 2. 我的食欲现在差多了 3. 我完全没有食欲了

续表

S	T
0. 我最近没有明显的体重减轻 1. 我体重下降超过 2.5 kg 2. 我体重下降超过 5 kg 3. 我体重下降超过 7.5 kg: 我在控制饮食来减轻体重	0. 与以往比我并不过分担心身体健康 1. 我担心我身体的毛病如疼痛、反胃及便秘 2. 我很着急身体的毛病而妨碍我思考其他问题 3. 我非常着急身体疾病，以致不能思考任何其他事情
U	
0. 我的性欲最近没有什么变化 1. 我的性欲比以往差些 2. 现在我的性欲比以往减退了许多 3. 我完全丧失了性欲	

二、使用说明

评分标准：0 ～ 4 分，心情愉悦，没有任何问题；5 ～ 13 分，轻度；14 ～ 20 分，中度；≥ 21 分，重度。

表 6　清晨型与夜晚型量表

不同的人在一天的不同时间内具有最佳的清醒度和表现能力，这种倾向与体内生物钟有关。清晨型与夜晚型量表（morningness-eveningness questionnaire, MEQ）是一种常用的自我评估工具，用来测量个体的昼夜节律类型，即判断一个人是“晨型”还是“夜型”倾向。MEQ 通过一系列问题，评估个人的作息模式、睡眠偏好和日常活动中的最佳表现时间。

一、量表内容

1. 如果你能够完全自由地计划白天的时间，你希望大约在什么时间起床？

（1）早上5点至6点30分（05：00～06：30）

（2）早上6点30分至7点45分（06：30～07：45）

（3）早上7点45分至9点45分（07：45～09：45）

（4）早上9点45分至11点（09：45～11：00）

（5）早上11点至正午12点（11：00～12：00）

2. 如果你能够完全自由地计划夜晚，你希望大约在什么时间去睡觉？

（1）晚上8点至9点（20：00～21：00）

（2）晚上9点至10点15分（21：00～22：15）

（3）晚上10点15分至12点30分（22：15～00：30）

（4）凌晨0点30分至1点45分（00：30～01：45）

（5）凌晨1点45分至3点（01：45～03：00）

3. 如果你要在早上的某个时刻起床，你会有多么依赖闹钟来唤醒你？

（1）完全不依赖

（2）略微依赖

（3）比较依赖

（4）非常依赖

4. 如果环境条件适宜，你在清晨能容易起床吗？（当你没有被突如其来的事情唤醒）

（1）非常困难

（2）比较困难

（3）一般容易

（4）非常容易

5．早上起床后的30分钟内，你的精神状况？

（1）完全不精神

（2）略微精神

（3）一般精神

（4）非常精神

6．在起床后的30分钟内，你会感到饥饿吗？

（1）完全不饥饿

（2）略微饥饿

（3）一般饥饿

（4）非常饥饿

7．清晨起床的30分钟内，你的感觉如何？

（1）非常疲倦

（2）略微疲倦

（3）一般清醒

（4）非常清醒

8．如果在第二天你没有任何约会，相比你平时习惯的时间，你会选择何时去睡觉？

（1）较平时推迟很少或从不推迟

（2）较平时推迟不到1小时

（3）较平时推迟1～2小时

（4）较平时推迟2小时以上

9．假设你决定要开始做运动，你的朋友建议你应该1周进行两次1小时的运动，而且在早上7点至8点（07：00～08：00）为最佳时间。如果只需要考虑你的生活习惯，你认为你会表现得怎么样？

（1）很好的表现

（2）还行的表现

（3）难以执行

（4）非常难以执行

10. 在夜晚你大约到什么时候你会感到疲倦，认为需要睡觉?

（1）晚上 8 点至 9 点（20：00 ～ 21：00）

（2）晚上 9 点至 10 点 15 分（21：00 ～ 22：15）

（3）晚上 10 点 15 分至 12 点 45 分（22：15 ～ 00：45）

（4）凌晨 0 点 45 分至 2 点（00：45 ～ 02：00）

（5）凌晨 2 点至 3 点（02：00 ～ 03：00）

10. 假设你希望在一项会令你精神疲倦而且需持续 2 小时的测试中取得最佳表现时，如果你能完全自由地计划你的时间，仅需考虑你的生活习惯，你会选择以下哪段时间考试?

（1）早上 8 点至 10 点（08：00 ～ 10：00）

（2）早上 11 点至下午 1 点（11：00 ～ 13：00）

（3）下午 3 点至下午 5 点（15：00 ～ 17：00）

（4）晚上 7 点至 9 点（19：00 ～ 21：00）

12. 如果你要在晚上 11 点（11：00）去睡觉，你会有多疲累?

（1）完全不疲累

（2）略微疲累

（3）一般疲累

（4）非常疲累

13. 假设因为某些原因，你比平时推迟几个小时去睡觉，但又不需要在第二天早上的特定时间起床，你最可能出现以下哪种情况?

（1）按平时的时间起床，而且不会再睡

（2）按平时的时间起床，但感到昏昏欲睡

（3）按平时的时间起床，然后再睡

（4）推迟时间起床

14. 假设因为你因为某些急事要熬夜，而你要在清晨4点至6点（04：00～06：00）时候需要保持清醒，第二天你没有任何约会，以下哪种情况最适合你？

（1）熬夜结束后才去睡觉

（2）熬夜前小睡，结束后再正式睡觉

（3）熬夜前睡一觉，结束后小睡

（4）只在熬夜前睡一觉

15. 假设你需要进行一项2小时的艰巨体力工作，你可以完全自由地计划时间，仅需考虑你的生活习惯，你会选择以下哪个时段？

（1）上午8点至10点（08：00～10：00）

（2）上午11点至下午1点（11：00～13：00）

（3）下午3点至5点（15：00～17：00）

（4）夜晚7点至9点（19：00～21：00）

16. 假设你决定要开始做剧烈的运动，你的朋友建议你应该1周进行两次1小时的运动，而且在晚上10点至11点（22：00～23：00）为最佳时间。如果只需要考虑你的生活习惯，你认为你会表现得怎么样？

（1）很好的表现

（2）还行的表现

（3）难以执行

（4）非常难以执行

17. 假设你可以选择自己的工作时间，你每天只需工作5小时（包括休息时间），而这项工作是很有趣的，酬金会依据你的工作表现，你会选择以下哪个时段呢？

（1）5小时，由早上4点至8点期间开始（04：00～08：00）

（2）5小时，由早上8点至9点期间开始（08：00～09：00）

（3）5小时，由早上9点至下午2点期间开始（09：00～14：00）

（4）5 小时，由下午 2 点至 5 点期间开始（14：00 ～ 17：00）

（5）5 小时，由下午 5 点至凌晨 4 点期间开始（17：00 ～ 04：00）

18. 一天之中以下哪个时段是你状态最佳的时间？

（1）早上 5 点至 8 点（05：00 ～ 08：00）

（2）早上 8 点至 10 点（08：00 ～ 10：00）

（3）早上 10 点至下午 5 点（10：00 ～ 17：00）

（4）下午 5 点至 10 点（17：00 ～ 22：00）

（5）晚上 10 点至凌晨 5 点（22：00 ～ 05：00）

19. 人可分为“清晨型”和“夜晚型”，你认为你自己属于哪一类型？

（1）绝对“清晨型”

（2）“清晨型”多于“夜晚型”

（3）“夜晚型”多于“清晨型”

（4）绝对“夜晚型”

二、使用说明

以上 19 个选项的总分为 16 ～ 86 分。16 ～ 30 分代表绝对夜晚型；31 ～ 41 分代表中度夜晚型；42 ～ 58 分代表中间型；59 ～ 69 分代表中度清晨型；70 ～ 86 分代表绝对清晨型。